# ぜんそくと診断されたら読む本

井上哲兵
INOUE TEPPEI

幻冬舎MC

# ぜんそくと診断されたら読む本

# はじめに

ぜんそくを放っておくといつか大変なことになるかもしれません。

気道の炎症などを抑える吸入ステロイド薬の普及により、ぜんそくはしっかりと治療をすればもはや死に至る病ではなくなりました。この画期的な薬が広まったことにより、多くの患者がぜんそくのことを忘れるほど元気に過ごせるようになったのです。実際に１９９０年代、ぜんそくは年間５０００人以上の患者が命を落とすほど怖い病気の一つでしたが、吸入ステロイド薬が普及し始めた２０００年以降、死者数は年々減少しています（「令和３〔２０２１〕年人口動態統計」）。

しかしその一方で、薬によって比較的簡単に咳が止まってしまうことから「ぜんそくが治った」と思い込み、自己判断で治療を中断してしまう患者があとを絶ちません。

ぜんそくは慢性疾患ですから一度発症すると完全に治癒することはほぼありません。ぜんそく患者は常に気道で炎症が起きている状態です。吸入ステロイド薬によって一時的に炎症が抑えられても根本的な治癒とはならないため、治療を途中で中断することは極めて危険であり、重症化のリスクを高めることにつながります。また、放置していると、気づいたときには肺への空気の通り道である気道内で狭窄《きょうさく》（アレルギー物質などの刺激によって気管支を取り囲む筋肉が収縮したり、気管支の粘膜が腫れたりして気管支の内腔が狭くなること）が起きて、息をするのも苦しくなります。発作の程度や頻度が悪化するだけでなく、発作が収まったあとも少しの動作をするだけでつらいといった日々を過ごすことになってしまうのです。

だからこそ、たとえ薬を服用し一時的に咳が収まって楽になったとしても、医師から一度でもぜんそくと診断されたことがあれば、長期的な視点でぜんそくと上手に付き合っていく必要があるのです。専門医による正確な診断を受けて正しい知識を身につけ、適切な治療を続けていけば、長期的にも大きく生活の質を向上させることができます。

私は呼吸器内科の医師として、多くのぜんそく患者と向き合ってきました。２０１９年にクリニックを設立して以降は、ぜんそくはもちろん風邪や気管支炎、慢性閉塞性肺疾患（ＣＯＰＤ）、睡眠時無呼吸症候群など、さまざまな呼吸器疾患の治療を行っています。ぜんそくについては、軽症のものから大学病院や総合病院でなければ治療が難しい重症のものまで幅広く対応しています。

本書では、ぜんそくが起こるメカニズムをはじめとした基礎知識、治療薬や治療法の選択方法、ぜんそくの合併症などについて分かりやすく解説します。さらに、発作を抑えるための生活習慣、日常生活での注意点や予防策など、ぜんそくを自分でコントロールする方法についても詳しく紹介しています。

ぜんそく治療で最も重要なことは、患者が病気を正しく理解し、適切な治療をしっかりと継続していくことです。それにより、ぜんそくを重症化させずに健康な生活を手に入れることが可能となります。本書が、ぜんそく患者の治療継続のサポートとなり、より健康な日々を送る手助けとなることを心より願っています。

目次

# 第2章

## 症状が起こるメカニズムを知れば怖くない
## 患者が押さえておくべき、ぜんそくの基礎知識

# 第3章

# 吸入ステロイド薬、長時間作用型β2刺激薬、生物学的製剤
# ぜんそくをコントロールするためのさまざまな治療薬

# 第4章

## ぜんそくを悪化させないための自己管理

### 生活習慣を見直して発作を抑える

## 第5章

受診の目安、発作治療薬の常備、救急病院の把握

## 事前の準備と発作が起きた際の対処法

# 第1章

## 咳が止まっても治っていない
## 油断すると重症化する
## 「ぜんそく」という病

## 放置されやすいぜんそく

多くの人は咳が長引くぐらいで、すぐに病院を受診しようとは思わないものです。「咳が続くな……。また風邪かな」と思い込み、たいていの場合、そのままにしています。しかし、長引く咳というのは、そんなに単純ではありません。

一般的な成人が頻繁に風邪をひいて咳が止まらないというのは、実は非常にまれなことです。もし月に1回、あるいは2週間に1回のペースで風邪をひいたかな?と思える状況があれば、それは風邪ではないと考えるほうが妥当です。特に2週間から3週間以上、咳が長引く場合はなんらかの呼吸器疾患を疑うべきなのです。

実際に、次のような段階を経てようやく、私のクリニックにたどり着く患者が非常に多くいます。

ある20代後半の男性は、咳が夜に少し出ていましたが、日中は治まっていたため、それほど気にすることもなく過ごしていたといいます。しかし、気がつけば咳は3週間も続いており、日中も息苦しさを感じるようになっていました。それでも、単に疲れがたまっているのだろう、風邪が治りきっていないのだと考えただけでした。そんなある夜、状況は一変します。咳が昨日までより一段と強くなりそしてまったく止まらなくなり、横になるのも苦しい状態になったのです。

翌日、慌てて近くの内科に駆け込みました。ところが医師の診断は、風邪が悪化したのだろうとのことでした。抗生剤や咳止め、痰切りの薬などが処方され、これで楽になれると期待したものの、効果はみられず咳や息苦しさはさらに増していきます。ここまできてようやく、本当に風邪なのだろうか……と疑問をもちます。「咳」「寝られない」「３週間」などのワードでインターネットを検索すると、肺がん、肺炎、ＣＯＰＤ、ぜんそくといった病名が挙がってきました。不安になった彼は、今度は、「呼吸器内科」「専門医」「住んでいるエリア名」などを入れて検索しました。そして、私のクリニックのことを知り受診に来たというわけです。

私のほうで詳しい検査をすると、ぜんそくであることが分かりました。しかもそのときにはすでに重度の発作状態に至っており非常につらそうな状態でした。すぐに吸入ステロイド薬を処方し、数日吸入してもらうとみるみる咳が落ち着き、今までの苦しさが嘘のように楽になったといいます。しかし、ぜんそくは慢性疾患のため、これで治療が終わりではありません。現在も継続して通院を続けてもらっています。

このように、多くの人が症状が悪化してからでないと専門医がいる呼吸器内科を受診しないのです。仕事などが忙しく、受診する時間がとれないのも理由の一つです。市販の風邪薬や咳止めを購入して対応する人もいます。しかし、風邪ではないので症状が改善されることはいっさいなく、時間が経過するうちに、ぜんそくが進行し、激しい咳と呼吸困難に襲われることになります。痰も絡み、机にもたれかかって前のめりの姿勢をとらなければ眠ることも難しい状態になってしまいます。ここまで悪化していると、日常生活を送るのも困難になり、QOL（生活の質）の低下が容易に想像できるわけです。

## 風邪との思い込みが招く重症化

咳が出る症状には、さまざまな病気の可能性が含まれています。なかでも風邪とよく間違われるのがこのぜんそくです。

ぜんそくは、咳が2週間から3週間続いたあと、一時的に改善することがあります。しかし、しばらくすると再び咳が出てきます。このような咳のパターンが周期的にみられるため、多くの人は、また風邪をひいた、治ったと思ったら風邪がぶり返した、と考えてしまいます。そして、ぶり返したとしても、ただの風邪だからまたすぐに治るだろう、と軽く考えてしまうのです。この思い込みが、ぜんそくを放置してしまう原因となります。

さらに、ぜんそくの咳は、日中は治まり、夜間に悪化するという特徴があります。咳が治まっている日中に病院を受診しようとはなかなか思いにくいものです。咳がひどい夜間は、明日は病院に行こうと考えても、翌日には、前日の夜の咳が嘘のように軽くなり、元気になります。そのため、もう大丈夫だと自己判断して受診予定をやめてしまうのです。夜になると再び咳が出るのですが、翌日午前中にはまた軽くなります。こんな日を繰り返しながら、ずるずると毎日を過ごしている人が、本当に多くいるのです。

　こうして風邪と思い込んで放置してしまったぜんそくは、やがて耐え難いほどの咳や発作となって襲ってきます。呼吸器内科である私のクリニックには、この状態になってあわてて駆け込んでくる人が実に多くいます。

　しかし、私のクリニックにやって来た男性のように、最初は一般内科で風邪と誤った診断を受けてしまう場合があります。一般的に内科には、ぜんそくを調べる専門的な検査環境が整っていないことが多いからです。問診だけでぜんそくを診断することは難しく、風邪扱いされてしまうこともあります。彼が適切な治療を開始するまでに、長い時間を要し、多くの苦しみや不安を味わわなければならなかったことは本当に残念なことだと思います。しかし、彼のように、ぜんそくと正しく診断されないまま、適切な治療が提供されず、進行していくケースは決して珍しくはないのです。

　ぜんそくの咳には次のような特徴があります。咳が2週間から3週間続く、咳は夜になると

未治療の臨床所見によるぜんそくの重症度

- **軽症間欠型：**

症状が週１回未満で、軽度で短い。夜間症状は月に１回から２回程度で、日常生活に支障はなく問題なく送れている。

- **軽症持続型：**

症状が週１回以上はあるが、毎日ではない。夜間症状は月２回以上あり、日常生活は可能だが、睡眠が妨げられ、日中の活動も一部制限される。

- **中等症持続型：**

症状が毎日ある状態。夜間症状は週１回以上あり、睡眠は妨げられ、日常生活の多くが制限され、支障が出始める。

- **重症持続型：**

症状が毎日ある状態。夜間症状はしばしばあり、睡眠が妨げられる、日常生活が困難になる。

悪化する（日中は治まっている）、呼吸をするとヒューヒュー、ゼーゼーと喘鳴《ぜんめい》がする、咳が出る季節が決まっている……。いつもの咳がこれらのいずれかに当てはまるようであれば、ぜんそくを疑って、呼吸器内科専門医がいるクリニックや病院などを探す必要があります。単なる風邪だと思って放置しておくと、取り返しがつかないことになってしまいます。

また、未治療のぜんそくでは、患者の重症度を発作の程度や頻度、症状によって表のように４つのレベルに分類しています。この男性がクリニックに来たときは重症持続型の状態でした。もう少し早い段階で治療を始めることができていればあれほど苦しむことはありませんでした。しかし、彼だけでなく、私のクリニックに来る患者のほとんどが、軽症ではなく、すでに症状が毎日ある中等症持続型か重症持続型です。軽症持続型のレベルでは、多くの人が風邪、花粉症、鼻炎などと思い、ぜんそくとは結びつけて考えることはないのです。治療の遅れは治療の難度を高めます。専門医としては、もっと早く受診してほしかったと思わずにはいられません。

## 命の危険もあるぜんそく

厚生労働省のデータによると、ぜんそくによる死亡者数は２０００年代に入り、劇的に減少しており、２０２１年の死亡者は約１０００人です。しかし、１９９０年代の死亡者数は、年間５０００～６０００人にも上っていました。ぜんそくによる大きな発作が起きると、呼吸することが困難になり、適切な治療をしなければ最終的には呼吸が停止し死に至ることがあります。以前は病気の進行を止めることや、発作を予防することができず、ぜんそくは死に至る恐ろしい病気の一つだったのです。

それが１９９８年に大きな転換点を迎えます。吸入ステロイド薬のフルタイドの登場です。欧米ではすでに主流になりつつあった吸入ステロイド薬が日本でも簡便に使用できるようになり、２０００年以降急速に普及していきました。炎症を防ぐ吸入ステロイド薬を日常的に使うことで、気道の状態を安定させ、発作の回数を減らしたり、軽減したりすることができるようになり、ぜんそくによって死亡に至るケースが減少し始めたのです。ぜんそくと聞いて、怖い、死んでしまう、と思う人はまずいないと思います。ぜんそく診療が急速に進化し、死亡者数を大幅に減らすことに成功したのは、実はここ最近で、20年程度のことなのです。

また、ぜんそくという名前はよく聞くものの、具体的にどんな病気なのかを説明できる人もあまり多くはありません。ぜんそくに対する一般的なイメージは、咳がひどい病気、咳が出たら薬を吸入したら治まる、運動をすると咳が出る、といったものにとどまっている人がほとんどです。

これらも間違いではありません。しかし、ここで重要なのは、ぜんそくによる死亡者数が激減したといっても一定数存在しており、依然として命を落とす病気であることに変わりはないということです。

　死に至るのは１０００人程度であり重症の人に限るだろうと思う人がほとんどです。しかし、意外なことに、軽症・中等症の人であっても死に至る可能性があるというのが、ぜんそくの本当の怖さなのです。

　ぜんそくの発作は、呼吸困難の程度で小発作、中発作、大発作の３つに分類されます。特に怖いのがいちばん程度の大きい大発作です。呼吸困難に陥り、会話ができず、意識がもうろうとしてきます。発作のときはまるで水中でおぼれているような感覚だったと表現する人もいるほどです。非常に苦しく身動きすることさえできません。血液中の酸素不足が原因で起こるチアノーゼによってみるみる皮膚が紫色に変色していくこともあります。この大発作が起きてしまうと、至急適切な治療を受けることができなければ、ついには気道が完全に詰まり息ができずに窒息死に至ってしまいます。

　日本アレルギー学会の調査によると、成人のぜんそく死は発作開始後1時間以内に急死するケースが13・６％で、３時間以内に急死するケースと合わせると29・７％になります。大発作が起きてから窒息死するまでの時間はわずか1～3時間以内のケースがいちばん多く、約３割にも上っています。

ぜんそく　死亡数の推移

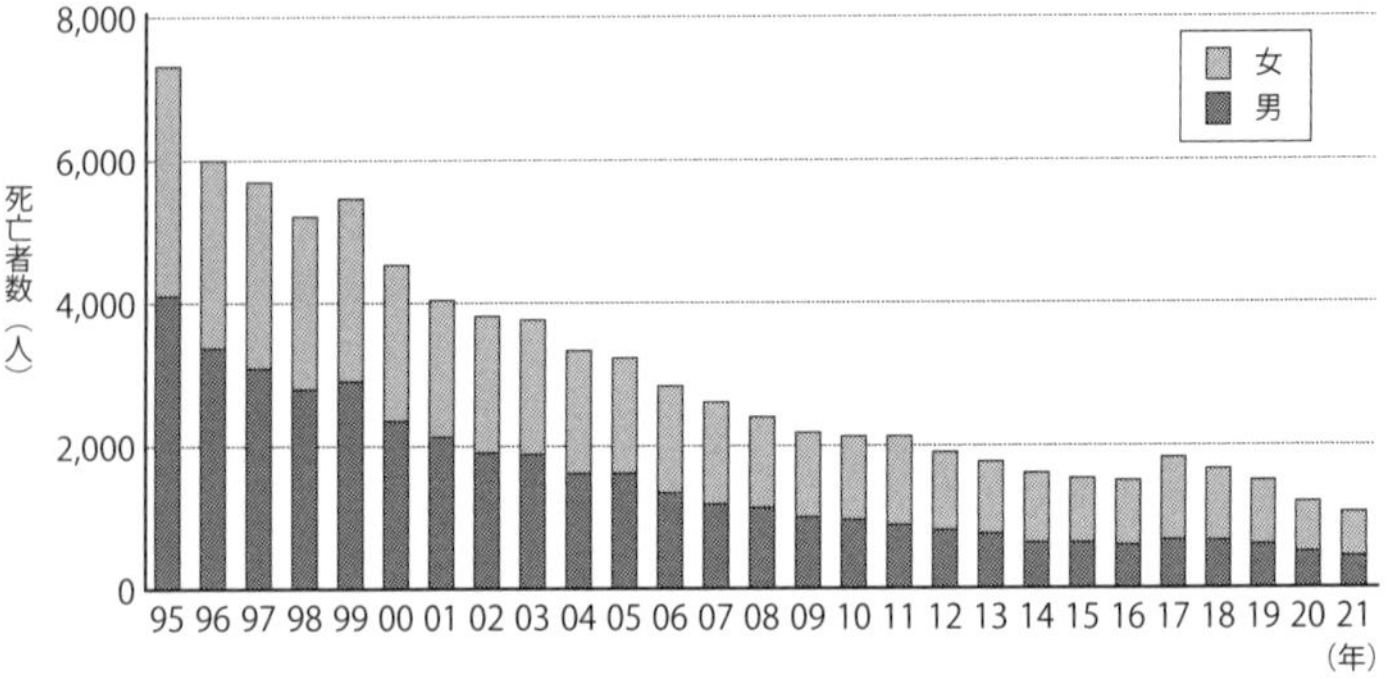


出典：「令和３年度厚生労働省人口動態統計」

救急車を呼ぶべきか迷っている間に自宅で命を落としてしまった、救急車で運ばれたものの治療が間に合わず死亡に至ってしまった、そんな人が多いのがぜんそくなのです。

しかも、驚くべきことに大発作を起こすのは、重症患者だけとは限りません。ぜんそく死の約40％が重症患者である一方、中等症の患者も33％、さらに軽症の患者でも7％を占めています（残りは不明）。

軽症や中等症で大発作を起こす人は、風邪やウイルスなどの感染症や過労・ストレスなどがトリガーとなっている場合もありますが、日常のぜんそく管理が不十分だったり、適切な治療を継続していなかったりしているケースが目立ちます。つまり、ぜんそくの治療を怠っていたり、治療薬である吸入ステロイド薬を正しく服用していなかったりしたせいで大発作を引き起こしてしまっているのです。

重症の人は日頃から症状が重く、通院をして治療を続けていますが、軽症や中等症の人は、重症の人ほど症状が出ていないので、ぜんそくを甘くみて治療をおろそかにしたり、中断したりしている人が多くなります。そのような軽症・中等症の人のほうがむしろ、大発作を起こす可能性が高いともいえるのです。ぜんそくに対する正しい知識を持ち合わせていなかったことで、命を落としてしまうのはなんとも悲しいことです。

## その息苦しさや息切れは、呼吸機能の低下

また、たとえぜんそくによる死に至らなくても、ぜんそくが悪化するとＱＯＬが著しく低下してしまうのも、発作と同じくつらいところです。

例えば、ある日ごく普通に階段を上っていたら、息切れを感じるようになったり、それまで何気なく行っていた近所のスーパーへの買い物も、途中で息が上がったりしてベンチで休憩しないと店に到着することができません。日常の小さな動作にも、息切れがつきまとうようになってきます。外出することが億劫になり、家に閉じこもる時間が増えていきます。気がつけば、常に息苦しさを感じるようになっており、横になって過ごす時間が増える一方です。そして、最終的にはベッドから立ち上がることさえ難しくなってしまうのです。

**年間ぜんそく増悪回数別の $FEV_1$ の変化**

**ぜんそくが進行するにつれ、3 年後の呼吸機能は低下した**

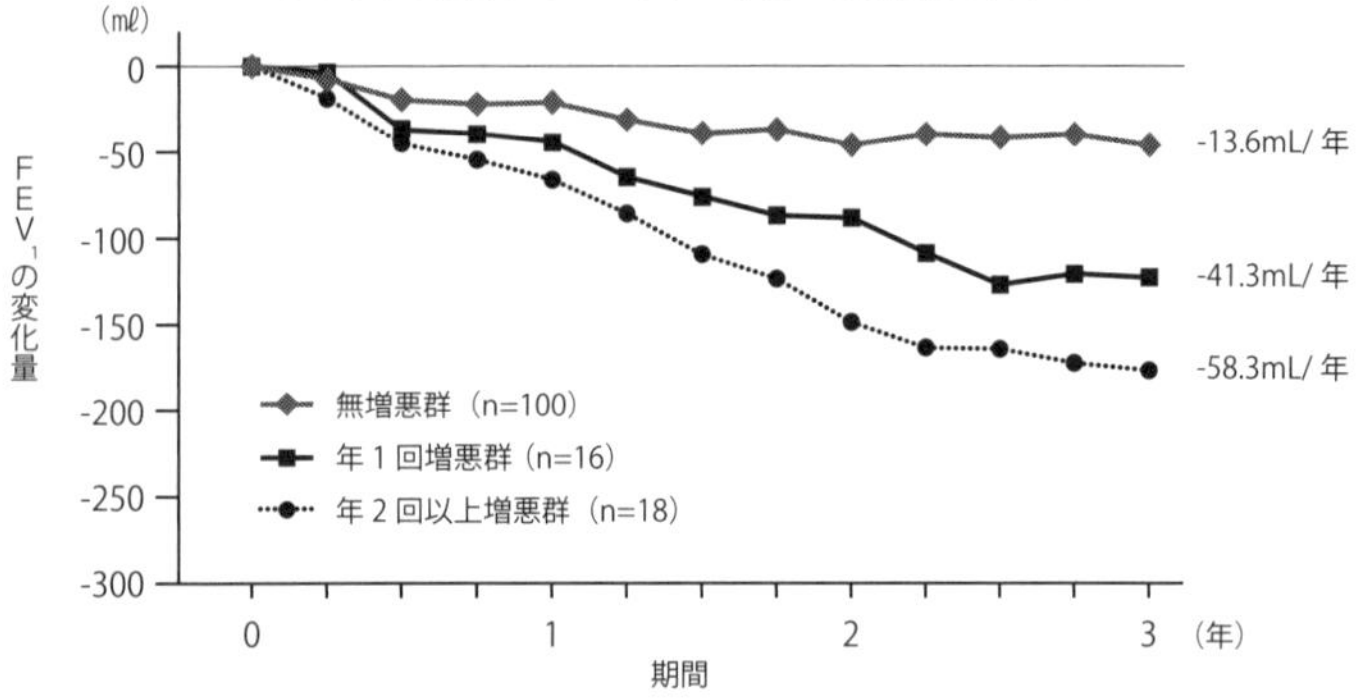


$FEV_1$：1 秒間に吐ける呼吸量

これはぜんそくによる呼吸機能の低下が原因の場合が多いです。ぜんそくが進行するにつれて、呼吸機能は年々低下していきます。呼吸機能が低下するということは、肺自体の機能が落ち、運動強度も低くなっていくということです。残念ながら、低下した呼吸機能は元に戻ることはありません。

呼吸機能はじわじわと下がっていくので、ぜんそくの初期段階においては、日常生活にほとんど影響がありません。低下していることに気づく人はほとんどいません。しかし、呼吸機能は確実に下がっていきます。息切れがすると感じたときには、すでに進行している状態です。そのまま治療をせずにいると、仕事はおろか、通常の生活ができなくなってしまいます。かつては当たり前だった日常の動作が、次第に困難なものへと変わっていく様子を想像するだけでも、恐ろしくなります。

ぜんそくを放置していると呼吸機能がどの程度落ちるかを具体的に示したのが右ページのグラフになります。このグラフは1年間にぜんそくの増悪を起こした回数によって、どの程度、呼吸機能が変化していくのかを示したものです。これまできっかけとなっていた刺激を受けても発作を起こさせないようにすることを「ぜんそくコントロール」と呼びますが、ここでは吸入ステロイド薬による治療を4年以上継続し、ぜんそくコントロールが良好な25歳以上のぜんそく患者が対象です。彼らを3年間追跡し、ぜんそくが増悪した回数によって分類しています。

なお、ぜんそくコントロールが良好というのは、咳、痰などの発作の症状がまったく出ない状態のことです。また、ここでの増悪とはぜんそくによって内服ステロイド剤や点滴ステロイド剤など全身性ステロイド薬を3日間以上投与した、もしくは入院が必要になった状態を指しています。

## 放置は日常の活動性を低下させる

通常、成人の場合、1秒間に吐ける空気の量（医学用語で1秒量といいます）は、50代の肺に病気がない生来健康な人でかつ平均的な体格の、男性は3500㎖程度、女性は2400㎖程度です。呼吸機能は、加齢とともに低下していくものではありますが、ぜんそくコントロールを良好な状態に保っている人の場合、その量は1年で13㎖程度の減少にとどまっていました。ところが、年2回以上増悪があった人の場合、毎年約60㎖ずつ失われることが分かっています。健康な人に比べて約6倍もの呼吸量が毎年失われていってしまうのです。ほかの専門医の先生に叱られてしまいそうですが、ただただ単純に計算をすれば、20年後には１２００㎖、30年後には１８００㎖の１秒量が失われる可能性があるのです。もしも自身の１秒量が１５００㎖に満たない状態になってしまえば、肺がんを患って手術が必要な状況になったとしても、手術ができるかどうかをより詳しく調べなければなりません。場合によっては手術ができないと言われることもあるかもしれません。

また呼吸機能検査で得られた自身の１秒量を、体格・年齢・性別から算出される予測値（理想値）で割って１００をかける、％１秒量という指標があります。％１秒量が50％を切ると、坂道や階段を上ることでの息切れがみられるようになります。％１秒量が30％を切ると平坦な道であっても息切れを感じることが多くなり、日常生活を平穏に過ごすことが困難になってきます。

年にたった1～2回の増悪があるだけでこの結果です。もっと高頻度の場合、さらに呼吸機能の低下スピードが速いことはいうまでもありません。肺は肝臓のような再生臓器ではないため、一度低下した呼吸機能は元に戻りません。たとえぜんそくによる死を避けることができたとしても、ぜんそくのコントロールが悪い場合には、年齢を重ねていくと著しく呼吸機能が低下し、通常の生活ができなくなるのです。これがぜんそくの恐ろしさです。

　ぜんそくを放置していると、将来のＱＯＬを害するリスクが非常に高まります。適切な治療に取り組まなければ、時間とともに重症化していくのがぜんそくです。ぜんそくを放置することは、多くの人が想像している以上に、苦しい未来を招くことにつながるのです。

　もう一つ、ぜんそくによって仕事の生産性や活動にどれほど影響が出るかを示す興味深い研究があります。28ページの図は重症ぜんそくの患者に限ったデータになりますが、重症ぜんそくを専門医のもとで、きっちりとした治療を導入する前と開始した後の日常生活の活動や労働、勉強時間の障害率や時間損失率を見ています。しっかりと治療をしないといかに日常生活で損をしているかが分かります。

　ぜんそくが悪化すると、昼夜問わず、咳が止まらなくなります。日常の活動や仕事に直接的な影響が出てきますので、この結果は無理もありません。運動をしたり、旅行に出かけたりすることも楽しめなくなるのです。いつ発作が起きるか分からない不安から計画を立てることも諦めてしまう人がたくさんいます。仕事についても同様です。例えばコールセンターで働いている人が仕事中に咳が出てしまうと、電話で顧客と話すことができません。責任を果たすこと

ぜんそくが及ぼす仕事の生産性および活動障害への影響

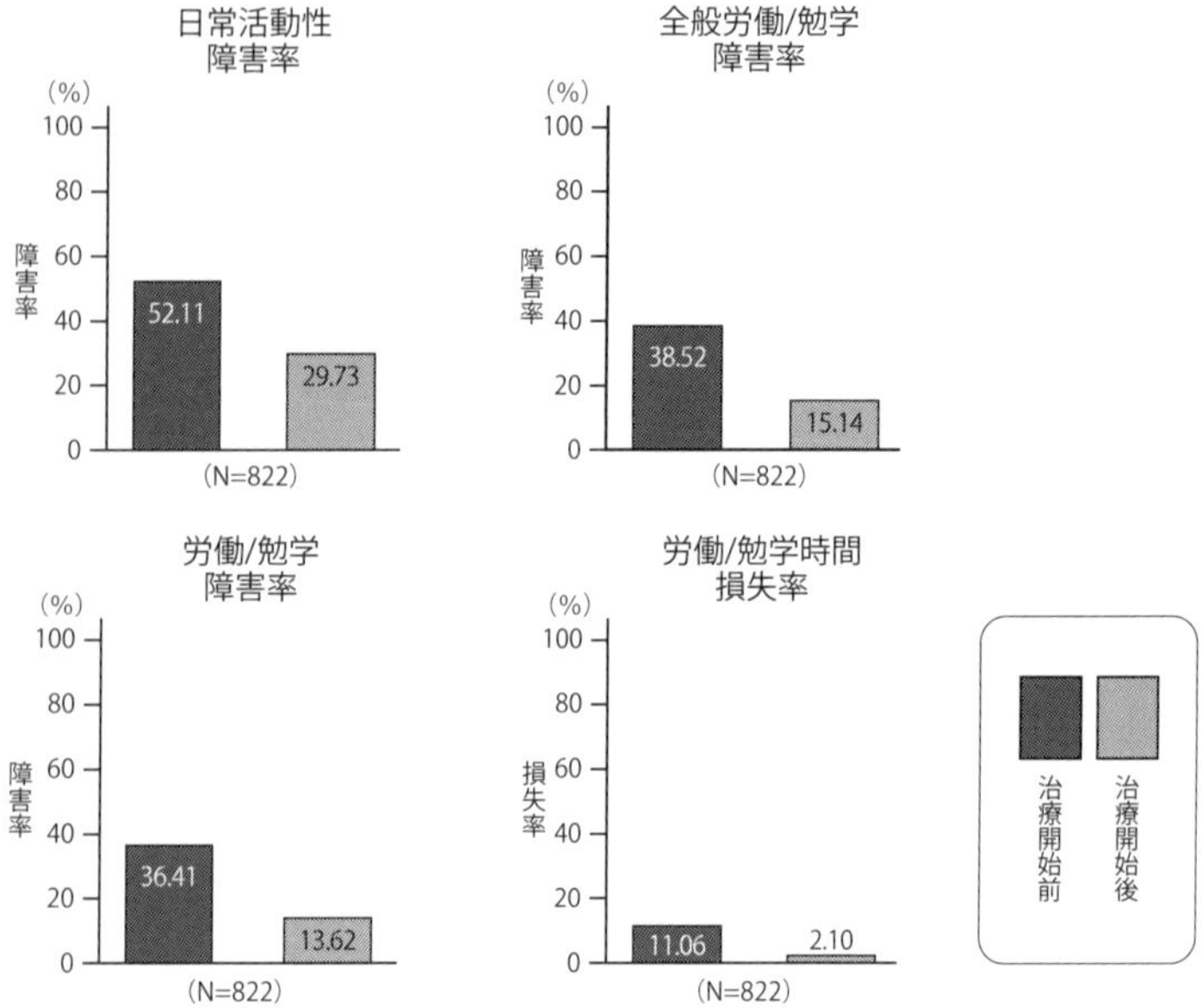


ができず、いずれその仕事を退職しなくてはならなくなる可能性もあります。また、夜間に咳が出るたびに目を覚ましてしまっていては、日々の疲れが取れず日中の仕事もままならなくなってしまいます。咳で何度も目が覚める状態というのは、2～3時間おきに目覚まし時計が鳴って起こされているのと同じです。睡眠不足の状態になれば、日中の活動に支障が出てしまうのは当然です。

　また子どもの場合は、発作によって勉強時間が減少します。授業中も寝不足の状態でかつ咳がコンコンと出て、勉強に集中できなくなるのは当然です。コントロールの悪いぜんそくは学力にも影響を及ぼすのです。また、運動能力にも影響を来します。運動会の徒競走やマラソン大会を想像してみてください。ぜんそくのコントロールが悪いと、本来しなくてもいい悔しい思いをすることになってしまうかもしれません。

子どものぜんそく治療は、子ども本人だけでなく親が担う面が多くなりますが、きちんと治療をさせてあげなければ、多くの可能性やチャンスを閉ざしてしまうことになります。ぜんそくを放置することによって、さまざまなものを失うことになってしまうのです。

## 服薬を守ることができない患者心理

ぜんそくは気道に慢性的な炎症があることで、ダニやほこり、花粉などの刺激をきっかけに咳や痰などの発作が起きる病気です。吸入ステロイド薬を毎日吸入することで、炎症を抑え、ぜんそく症状が起きないように予防します。

ぜんそくコントロールがうまくいっている人は、ダニやほこり、花粉などのちょっとしたアレルゲンにさらされても症状が出にくくなり、風邪にかかったぐらいで発作につながることがまれになります。ぜんそくの原因は気道にある慢性炎症です。慢性疾患は体質のようなものであり、完治することはありません。そのためぜんそくは完治させることではなく、コントロールすることを目指して、継続して治療することが大切になるのです。

しかし、このことを理解している人が非常に少ないのが現実です。実際にぜんそくの患者で治療を継続している人の割合はたった3割しかいないといわれています。残りの7割の人たちは、一度治療をしても、良くなったら治療を自己判断で中断し、また症状が悪くなったときだけ受診するということを繰り返しています。

私はこれまで、ぜんそくの治療を自己判断で中断しては悪化して、再びクリニックに駆け込んでくる患者をごまんと診てきました。ある人は花粉の季節になると決まってクリニックに飛び込んできます。花粉をきっかけにぜんそくが悪化するのです。「先生、治ったと思っていたのですが、また咳がひどくなってしまって……」。私が「ぜんそくは慢性疾患だから、一時的に症状が良くなっても、治っているわけではないのですよ」と何度説明をしても、「咳は1年も出ていなかったんですよ。すっかり元気になって治療は不要と思っていました……」とうなだれます。

またある人は、1年ぶりに来られて、咳が止まりません、と訴えます。最初は風邪をひいていただけのようなのですが、それをきっかけにぜんそくの咳が悪化したようです。「治療の継続が必要ですよ」と伝えると、「これからはきちんと通院します」とうなずきます。

どちらの人も吸入ステロイド薬を処方して治療を再開すると、数週後には、楽になります。しかし、そうなると、彼らの気持ちは変化してしまいます。もう大丈夫だろう、今回はたまたま悪化したけど次はもうないだろうと、また楽観的になってしまうのです。症状が落ち着くとともに、クリニックへも来なくなってしまいます。

多くの患者がぜんそくを継続的に治療することの重要性を見落としているのです。このように楽観的になってしまう最大の原因は、ぜんそくは症状がないときがあるからです。症状がないときはまったく咳も出ず、苦しさもありません。健康な人となんら変わらない状態になるのです。だからつい、大丈夫と思って油断しやすくなります。しかし、私が最も伝えたいのは症状のないときも、治療を継続しなくてはならないということです。

症状が出ているときも、出ていないときも、ぜんそくを患っていることには変わりありません。気道の炎症は起きていてたまたま症状が出ていないだけなのです。このことをしっかり理解し受け入れる必要があります。そして、理解し受け入れたうえで行動に移す必要があります。行動とは、症状が出ていないときにも、通院をして吸入ステロイド薬を毎日服用するということです。

## 吸入ステロイド薬に対する誤解

私は患者に、ぜんそく治療を継続することの重要性を理解してもらうために、しばしば高血圧の例を引き合いに出します。

ある高齢の人が頭が痛いと訴えて病院に行きました。血圧を測ると１９０まで上昇しています。降圧剤を服用したところ、血圧は１３０まで下がり、頭痛も解消されました。すると、その人はもう治ったから、降圧剤はいりませんと薬の服用をやめてしまったとします。これは極めて危険なことです。降圧剤は一時的に血圧を下げる作用はありますが、高血圧の原因を治療しているわけではありません。薬をやめてしまえば血圧は再び上昇し、脳出血など命に関わるリスクが高まる恐れが出てきます。

ぜんそくの治療も同じことなのです。一時的な症状の緩和で治ったと勘違いし、治療を中断することは危険です。症状が改善されたとしても、その背景にある気道の炎症はまだ続いています。ぜんそくは高血圧と同じく、完全には治らない慢性の疾患です。肺の生活習慣病といわれることもあるぐらいです。

また、治療を途中で中断してしまう心理として、吸入ステロイド薬への抵抗感や誤解もあります。私がクリニックで吸入ステロイド薬を処方する際も、よく患者から「ステロイドを毎日吸入して大丈夫なのか」と聞かれます。

確かにステロイドは投与方法によって大きな副作用が懸念されます。しかし、それは吸入ではなくて、点滴や内服ステロイド薬を使用した場合です。ぜんそくで使う「吸入」ステロイド薬は、点滴ステロイド薬や内服ステロイド薬と違って、全身への副作用はほとんどありません。その違いがあまり知られておらず、ステロイドは怖いと誤解している人がたくさんいます。そのため、できるだけステロイド薬を使いたくないという抵抗感から、症状が改善したら吸入の量や回数を勝手に減らしたり、やめたりしてしまう人も少なくありません。

ぜんそくは吸入ステロイド薬をきちんと服用すれば、コントロールができる病気です。薬の力を借りながら気道の炎症を抑え、できるだけ刺激を受けにくい環境を整えていけば、健康な人と変わらない生活を送ることができるのです。

咳や痰、喘鳴などの症状はぜんそくという病気の一部を見ているにすぎません。症状がないからといって治っているわけでは決してないのです。その背景にある気道の炎症の存在を忘れないようにしてください。

## 治療してもぜんそく症状が治らなくなるリモデリング

ぜんそく治療に用いられる吸入ステロイド薬は、長期で使うことで効果が安定してきます。残念ながら、今日使ったから明日には良くなっていると実感できる薬ではありません。炎症を起こしている気道に毎日吸入してあげることで徐々に気道の状態が良くなっていくのです。吸入ステロイド薬は炎症を鎮め、発作を起こしにくくする予防のための薬なのです。

そのため、せっかく薬を続けて気道の状態が良くなっていても、途中でやめてしまうとまたすぐ逆戻りしてしまいます。気道の炎症がきちんと治りきらない不完全な状態のときにダニやほこりなどの刺激が入ると、発作が頻発するようになります。このように発作を繰り返していると、気道の粘膜はさらに傷つき、気道の周りの壁も厚く固くなってデコボコになっていきます。このような状態を「リモデリング」といいます。

私は、リモデリングをアトピー症状にたとえることがよくあります。小さな子どもがアトピーをもっている場合、普段からステロイド軟膏を上手に使って皮膚の炎症をコントロールします。この日々のケアで、彼らは健康な皮膚状態を保つことができます。しかし、アトピー症状が強く悪化したときのみ、ステロイド軟膏を塗るといった使い方をしていると、皮膚はだんだんと硬くなりゴワゴワになってしまいます。

ぜんそくのリモデリングも似たような状況です。日常的に炎症を抑える吸入ステロイド薬を使うからこそ、気道をきれいな状態に保つことができます。しかし、症状が出たときだけしか薬を使わないのであれば、気道は常に炎症にさらされているのと同じです。その結果、気道の壁が厚くなりデコボコに変わってしまうのです。気道は皮膚のように目には見えませんが、アトピー性皮膚炎の皮膚が悪化しているのと同じように、気道の壁も固くデコボコになっている状態をイメージしてみると分かりやすくなります。

リモデリングを起こし、一度厚くなった気道壁はどんな治療をしても元には戻りません。気道は狭くなり、息をするのが苦しくなり、発作の回数も増えていきます。いくら吸入ステロイド薬を使用しても、固くデコボコになった気道には確かな効果は期待できないのです。

しかし、継続的にステロイド薬を使って適切な治療をしていれば、常に気道の炎症を抑え込めるので、リモデリングの状態にまで悪化することはまずありません。リモデリングを防ぐためにも、治療を継続していくことが非常に重要になります。

## 症状が進んでしまうと手遅れに

ぜんそくは放置されやすく、また、治療を始めても途中でやめてしまう人があとを絶ちません。症状が「あるとき」と「ないとき」があり、あるときは治療をするのですが、ないときは治療を中断してしまいます。症状があるときだけ一時的に治療をしている人は、そのときは治ったように感じたとしても、ぜんそくは刻々と進行しています。

いつもなら発作止めの薬で止まっていた咳も次第に止まらなくなります。リモデリングを起こした気道は元に戻りませんので、症状はあっという間に悪化の一途をたどるのです。

若いうちはぜんそくと診断されても、それほど深刻に考えずに目の前の仕事や楽しみを優先しがちです。その気持ちも分かります。通院の手間や治療費の問題もあり、どうしても自分の都合の良いように解釈してしまいがちです。体力もありますから、多少無理が利き、少し休んだらまた頑張ってしまうのだと思います。しかし、そのような無理もいつか利かなくなるのです。

年にたった一度、ぜんそくの増悪があるだけで、1年間で約40㎖の呼吸機能が失われていくのです。慢性的な炎症を放置していれば、60代、70代になった頃には深刻な事態になって、極めてＱＯＬが低い人生が待ち受けていることになります。ひょっとしたらもっと早くにそのときが訪れる可能性もあります。

趣味や地域活動に打ち込みたいと思っても、息切れがするので思うように体が動きません。気圧の変化などでも発作が悪化するので、飛行機に乗ることもつらくてできなくなります。海外旅行は夢のまた夢、外出することもままならなくなります。大切な趣味や旅行、家族との時間までが奪われることになるのです。

あるいは、治療を強化していかなければならなくなり、副作用の強い内服や点滴のステロイド薬を使わざるを得なくなったり、生物学的製剤を使った高額治療が必要になってしまったりする可能性もあります。生物学的製剤は月に数万円もの治療費がかかり、経済的に余裕がなくなってしまう場合も考えられます。経済的に厳しいから、もっと働こうと思っても、すでに働くことが難しい体になっている可能性もあります。そうなってしまったら、もう手詰まりな状況です。

決して大げさに言っているのではありません。症状が悪化してから治療の大切さに気づいても、もう遅いのです。そうなる前に、ぜんそくをコントロールする習慣をつけることが必要なのです。

# 第2章

## 症状が起こるメカニズムを知れば怖くない
## 患者が押さえておくべき、
## ぜんそくの基礎知識

## 気管支ぜんそくは古くからある呼吸器疾患

ぜんそくは古くからある病気です。実は、古代エジプト、メソポタミア、中国など紀元前の古代文明から存在していたといわれています。紀元前18世紀につくられた、「目には目を、歯には歯を」で有名なハンムラビ法典にも、ぜんそくに関する記述があるそうです。古代より、ぜんそくは死に至る発作を起こす非常に恐ろしい病気の一つとして人々を悩ませていたことがうかがえます。

また、ぜんそくは長い間にわたり、気道が詰まったり、閉塞したりすることで生じると考えられてきました。そのため、古代からハーブの煙を吸入させるなどといった気管支を広げる治療手法が取り入れられてきています。日本においても１９８０年代頃までは、発作が起きたときに抗コリン薬といった気管支拡張薬を使う治療が中心にありました。

しかし、近年の研究によって、気道に慢性的な炎症があることがぜんそくの原因であることが明らかになりました。炎症があることで、少しの刺激にも過敏に反応し、気道の筋肉が収縮され、気道が狭くなり咳などの発作が起こることが分かったのです。

**日本におけるぜんそく死亡者数と吸入ステロイド薬販売額の推移**

吸入ステロイド薬が治療に使用されるようになり、ぜんそくによる死亡者数は徐々に減少

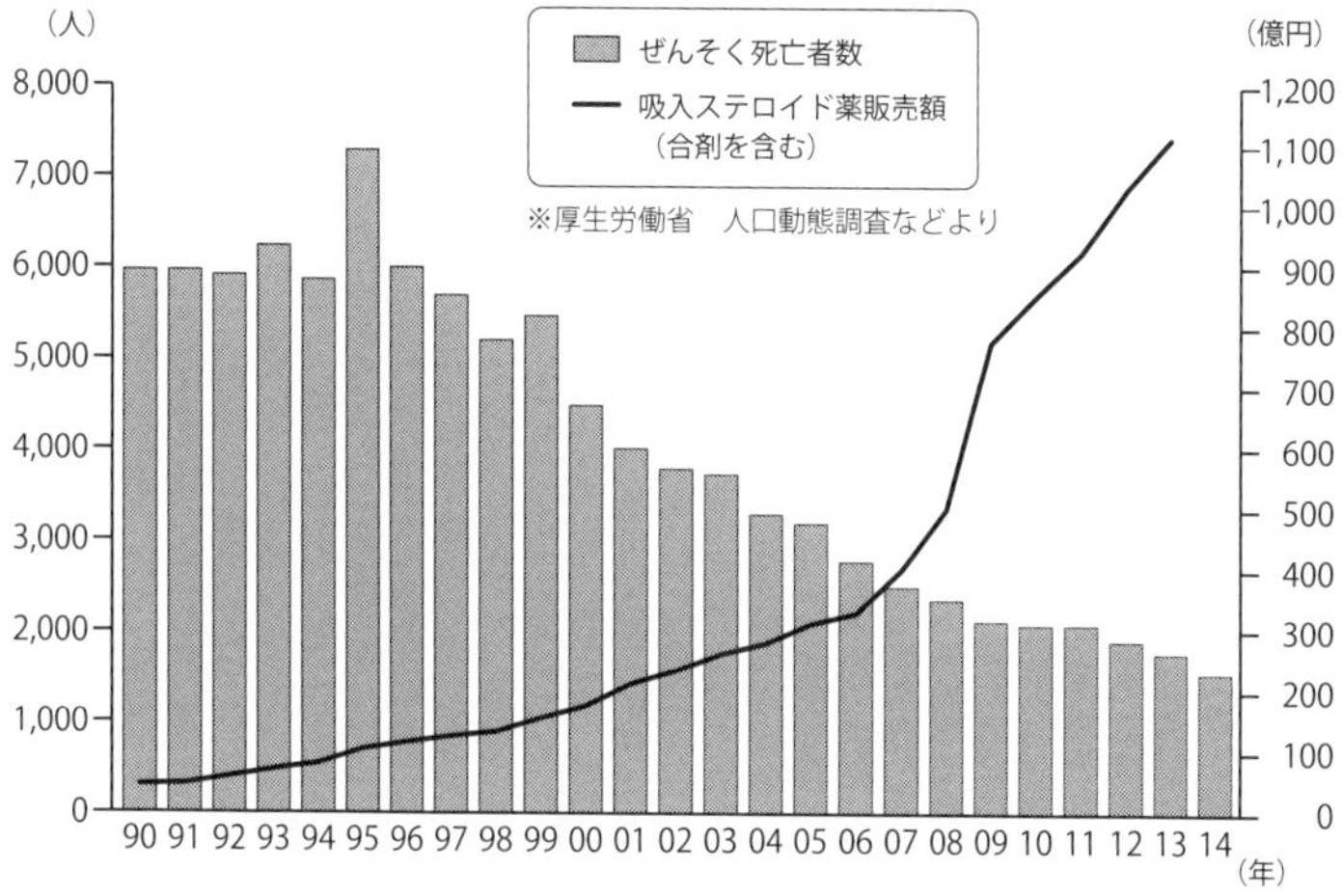


１９９０年代以降、気道の炎症を抑える吸入ステロイド薬が治療に使用されるようになりました。ぜんそく治療は発作が出たときに薬を使う治療から、吸入ステロイド薬を日常的に吸入することで、気道の炎症を抑えて発作を起こりにくくする予防治療へと大きく舵を切ったのです。その結果、ぜんそくによる死亡者数は徐々に減少していきます。

２００６年度には、厚生労働省が、ぜんそくによる死亡は防止できることを前提に「喘息死ゼロ作戦」を推進するようになりました。これにより、各都道府県が「喘息死ゼロ」を目指して、病診連携の構築や普及啓発、患者の自己管理の徹底を図るようになっていきます。

さらに、２００７年には新しい吸入ステロイド薬「アドエア」が登場します。気管支拡張薬との配合剤で、一度に２つの薬を吸入できるようになり、患者の吸入の手間が大幅に減りました。アドエアの登場によって、ぜんそく死のみならず、ぜんそくで入院する人や、リモデリングにまで進行する人も大きく減少していくことになったのです。

また、２００９年には初めて、ぜんそくを引き起こす原因となるアレルギー反応を抑える生物学的製剤の薬が上市されました。重症患者に対して素晴らしい効果が認められています。

このようなぜんそく治療の進歩によって、１９９０年代には年間５０００人以上だった死亡者数が、現在では１０００人程度と大幅に減少することになったのです。

しかし依然としてぜんそく治療には課題があります。それは、ぜんそく患者のＱＯＬの向上です。というのも、ぜんそくによる死亡者数は減った一方で、ぜんそく患者数は増え続けているからです。

現在、ぜんそく患者は日本に約１０００万人いるといわれています。ぜんそくというと子どもの病気のように思われがちですが、30代半ば以降に発症する人も多く、特に働き盛りの年齢層でも増えています。大人になってから、風邪や過労などをきっかけにぜんそくを発症してしまったというケースが目立ってきています。

その背景には、大気汚染の進行や化学物質の増加など生活環境の変化やストレスなど、ぜんそくを誘発する環境が増えていることが挙げられています。そのため、ぜんそくによって死には至らなくても、ぜんそくによる咳や呼吸困難によって、なんらかの生活の制限を受けている人がすでに大勢いて、しかも、その人数は今後も増えていくことが予想されています。だからこそ、これからのぜんそく治療は、発作を起こさないようにコントロールすることが何よりも大切になってくるのです。

## ぜんそくのメカニズム

ここで、ぜんそくの炎症が起こる原因やメカニズムを確認しておきます。

ぜんそくとは気道に慢性的な炎症が起きていることが原因で、喘鳴や咳や痰、胸の痛みや息苦しさなどの症状が起こる病気です。主な特徴として、夜に咳が出やすい、呼吸時に喘鳴が出る、季節の変わり目などに出やすいといったものがあります。

気道は内側から、粘膜上皮、気道粘膜、平滑筋（筋肉）などでできています。

健康な人の気道は、むくみは見られず、きれいな状態です。しかし、ぜんそくの人の気道では、さまざまな要因で慢性的な炎症が起きています。炎症とは、腫れて赤くなっている状態です。

ぜんそくのメカニズム

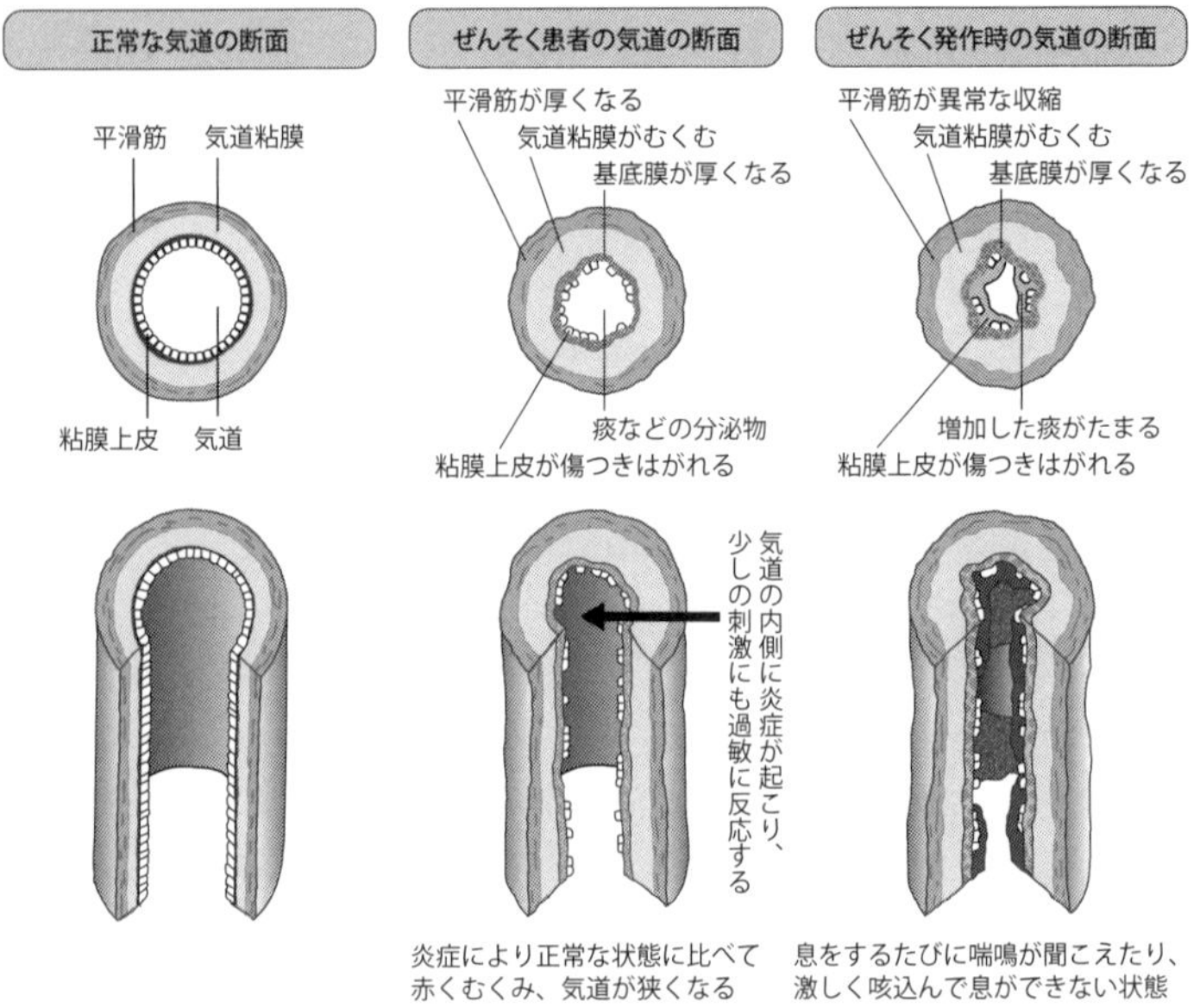


出典：独立行政法人環境再生保全機構ホームページ「成人ぜん息」

粘膜上皮は傷つきはがれ、気道粘膜にむくみが生じて、痰などの分泌物が出てきます。このような状態を「気道過敏性の亢進《こうしん》状態」といい、外から入ってくるちょっとした刺激にも反応し、咳や痰、呼吸困難といった症状が起こりやすくなっています。

このような炎症が生じるのは、気道上皮細胞にさまざまなウイルスやアレルゲン、たばこの煙などの刺激物が入ることで、免疫システムが過剰反応を起こすからだと考えら

ぜんそくの気道炎症の基本メカニズム

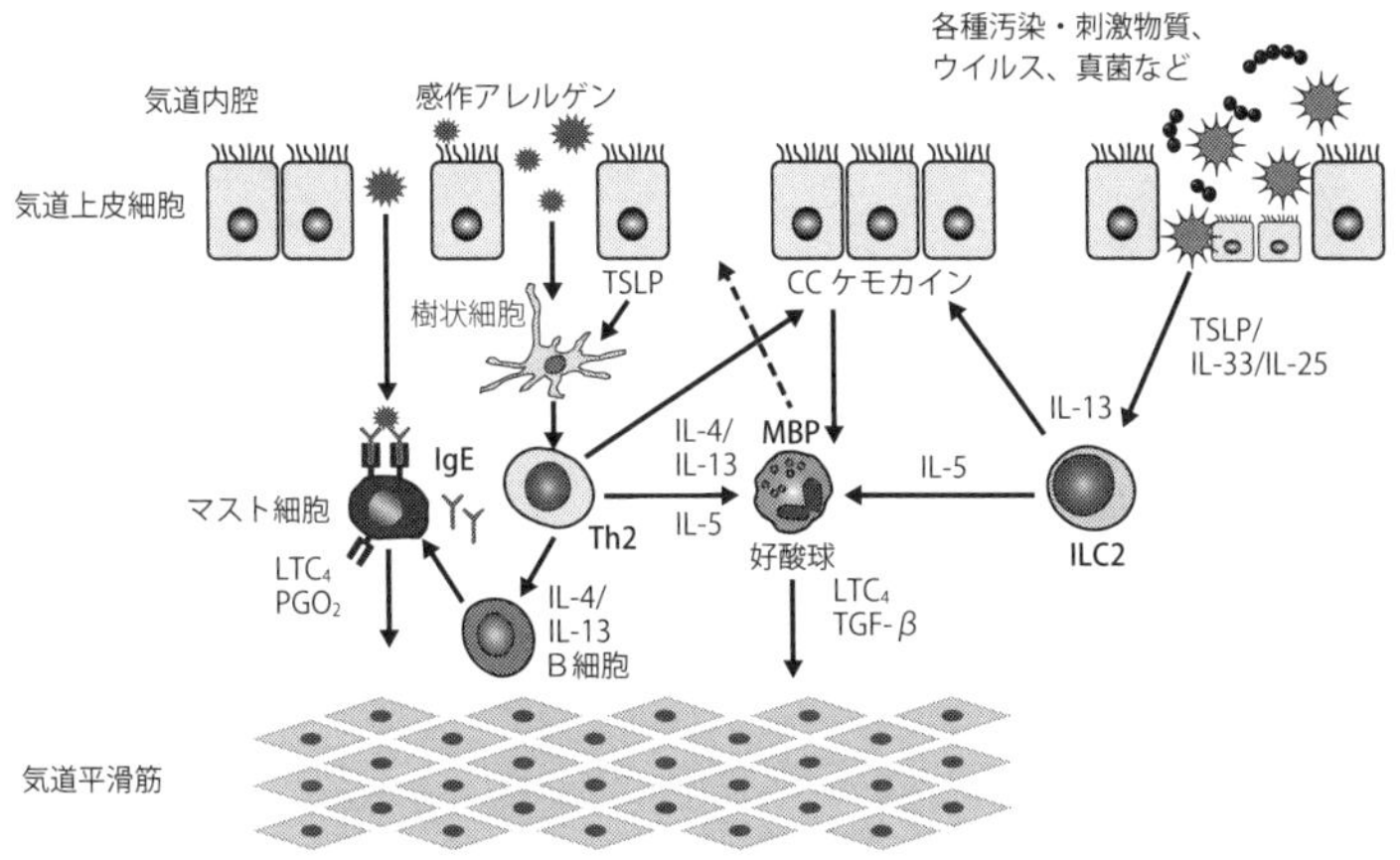


れています。気道に入ったウイルスやアレルゲンなどの刺激物が気道を刺激することから始まり、さまざまな体内の伝達経路・伝達物質を経由し、気道平滑筋がぎゅっと収縮することで咳や痰が発生します。また、気道平滑筋の収縮が繰り返されると、気道は常にむくんだ状態になり、さらに咳や痰の量が増え、重篤な呼吸困難に陥るのです。これが、ぜんそくのメカニズム、重症化のメカニズムといえます。

## ぜんそく発作が起こる原因

激しい咳が出る、呼吸が苦しくなる、喘鳴が出る、といった症状を発作と呼んでいます。

ぜんそくの発作はさまざまな刺激が原因となって起こると考えられています。例えば、ダニ、イヌやネコなどペットの毛やフケ、ハウスダスト、たばこの煙、花粉、大気汚染の物質、食物アレルゲンや風邪、ウイルスなどさまざまなものが挙げられます。冷たい空気や気候の変化、温度差、低気圧や悪天候、香水や化粧品の成分なども気道を刺激します。

　ウイルスでは、インフルエンザウイルスや新型コロナウイルス、ＲＳウイルス、ライノウイルスなどがあります。高齢の人になると、コロナやインフルエンザに感染したことをきっかけにぜんそくが重症化して急死してしまうというケースもあります。

　こうした刺激をできるだけ避けることや適切なワクチンを接種することもぜんそく発作の予防につながっていきます。

**刺激となるさまざまな原因**

・ペット（イヌ、ネコ、ハムスターなどの齧歯《げっし》類など）
・ダニ　・カビ　・羊毛　・羽毛枕　・芝、草　・花粉
・ほこりの多い場所　・湿気の多い場所　・煙（線香を含む）
・気温の低下　・天候の変化　・低気圧　・台風　・梅雨
・ビル臭　・ガソリン臭　・アンモニア臭　・消臭スプレー
・整髪料　・香水　・アルコール

## なぜ、夜になるとぜんそくの咳は悪化するのか

咳が夜になると悪化するというのは、ぜんそくの特徴です。

なぜ、夜に悪化するのかというと、夜にぜんそくが悪化する条件がそろってしまうからです。ホルモンバランスや自律神経の働き、好酸球数の変動などといった、もともと人がもっている体内リズムの影響が考えられています。

通常、人の体内では、ホルモンのコルチゾールが、腎臓の上にある副腎という器官から出されています。コルチゾールは、ぜんそく治療で用いる吸入ステロイド薬と同じ成分であり、抗炎症効果があります。ところが、この体内コルチゾールの分泌量が、夜になると下がってしまいます。そのため、日中は体内コルチゾールの効果で抑えられていた炎症が、夜になると抑えられなくなり、咳が出やすくなると考えられています。

また、自律神経には交感神経と副交感神経があり、交感神経は気道を拡張させて、副交感神経は気道を収縮させる働きがあります。日中は交感神経が優位のため、気道が開いています。活動が活発なときはより多くの酸素が必要になるため、空気の通りをいい状態にしようとしているのです。しかし、夜になるとリラックスさせる効果のある副交感神経が優位になります。

すると、気道を収縮させる働きにより、気道は狭くなってしまいます。これも夜に咳が出やすくなる原因だと考えられます。

さらに、気道の炎症は白血球中の好酸球が増えることに影響を受けますが、夜になると体内の好酸球の値が高くなる傾向があります。

ほかにも夜から明け方にかけて気温が下がることによる冷え込みや、布団のダニやハウスダストなど寝室の環境が引き金になって咳が誘発されやすくなります。このようにぜんそくにとっての悪条件がそろう夜は、咳が特にひどくなるのです。

また、呼吸をするたびに「ゼーゼー」「ヒューヒュー」といった喘鳴音が出るのも、ぜんそくの特徴です。これは、気道が狭くなった結果です。風が強い日に窓がほんの少し開いていると「ピーピー、ヒューヒュー」と音が鳴ります。しかし、窓を大きく開けると音は鳴りやみます。これと同じ原理で、空気の通り道である気道が狭くなっていることによって喘鳴音が出ているのです。

## ぜんそくの診断がつくまでの流れ

ぜんそくの治療において大事なのは、まず正確にぜんそくと診断されることです。

そんなの当たり前ではないかと思われるかもしれませんが、ぜんそくの特徴的な症状である咳や喘鳴は、ほかの疾患にも見られる症状です。しかも、実際に咳が悪化するのは夜間です。医師が診察をする日中は咳や喘鳴が治まっていることが多く、医師にとっても診断をするのが難しいのがぜんそくなのです。

そこで、ぜんそくの診断や治療については、日本喘息学会が診断の判断基準や治療フローを簡潔に分かりやすく示した「喘息診療実践ガイドライン」を作成しています。多くのぜんそく患者のデータ分析に基づいた情報で、最近ではこのガイドラインに沿った診断・治療が普及しています。

ぜんそく患者は今後も増えるとみられていますが、呼吸器内科専門医の数はまだ少なく、患者数約１０００万人に対して、５０００～６０００人と足りていません。そこで、「喘息診療実践ガイドライン」では、専門医以外の一般内科医でもぜんそくの診断や治療がスムーズにできるように、これまで目安として提示されてきたぜんそく診断の判断基準を明確にし、複雑だった治療のステップをよりシンプルに分かりやすく解説しています。医療現場に即したより実践的な内容になっており、今後、この診断・治療を導入するクリニックや病院が増えていくと思われます。ぜんそくの診断・治療が均質化し、普及していけば、ぜんそく死を限りなくゼロに近づけ、患者の生活のＱＯＬも上がることが期待できます。

# 検査と同じくらい重要な問診

ぜんそくは一つの検査で診断をすることはなく、問診やいくつかの検査を組み合わせることで診断につなげます。特に症状が重要であるため、詳細な問診が必要となります。

そのため、問診では、医師からどんな症状が出ているか、どんな環境で生活しているか、また家族にぜんそくの患者がいるかなど幅広く聞かれることになります。

ところが、いざ医師にどんな症状かを説明しようとすると、難しいものです。「どんな咳がいつ頃、どの程度の頻度で出ますか?」「いつ頃から続いているのですか?」と聞かれても、記憶があいまいで答えに詰まってしまう人が多くいます。「とにかく咳が出ていて……(あれ、咳が出るのは夜だけだったかな? 日中も出ていた気がするけど、比べたら確かに夜のほうが激しかったような)」「確か、1カ月くらい咳が続いていて……(あれ、1カ月だったかな? しんどかったから長く感じているけれど、もう少し短い期間だったような気もしてきた、まあだいたいで答えておこう)」ということもあると思います。

医師は、ぜんそくなのか、もしくは違う疾患なのかを、問診の時点である程度、推察していくことになりますので、患者は正確に詳しく伝えることが大切です。

ガイドラインでは、次のような「問診チェックリスト」（次ページ図参照）が示されています。大きく分けて大項目と小項目があり、まず、大項目にあるように、喘鳴、咳、痰、息苦しさ、胸の痛みなどのぜんそくを疑う症状があるかどうかが確認されます。

咳と喘鳴はぜんそくの代表的な症状です。それらはほかの疾患でもみられることがありますが、ぜんそくに特徴的な症状であり、咳と喘鳴があるかどうかは大きなポイントになります。しかし、診察時に咳や喘鳴がないからといってぜんそくではないとは言いきれません。ほかにも痰や息苦しさ、胸の痛みなどの有無も重要です。ぜんそくの症状は人によって本当にさまざまです。息を吐くときにつらいといった息苦しさや胸が苦しくなって痛いといった症状にも注意が必要となります。

喘鳴、咳、痰、息苦しさ、胸の痛みといったこれらの症状のいずれかが一つでもあれば、次に小項目にある15の項目のチェックリストに当てはまるものがないかを確認していきます。

これらの15項目を見ると、ぜんそくの症状の特徴が見てとれると思います。

このうち、どれか一つでもチェックがつけば、ぜんそくの可能性が非常に高いと考えることができます。患者にこのように説明すると、「たった一つ当てはまるだけでぜんそくの可能性が高まるのですか！」と驚かれる人もいます。もちろん、検査を並行し、薬の反応度を確かめ

## 問診チェックリスト

| | | | | |
|---|---|---|---|---|
| 大項目 | | ☑ | | ぜんそくを疑う症状（喘鳴、咳嗽、喀痰、胸苦しさ、息苦しさ、胸痛）がある。 |
| 小項目 | 症状 | □ | 1 | ステロイドを含む吸入薬もしくは経口ステロイド薬で呼吸器症状が改善したことがある。 |
| | | □ | 2 | 喘鳴（ゼーゼー、ヒューヒュー）を感じたことがある。 |
| | | □ | 3 | 3 週間以上持続する咳嗽を経験したことがある。 |
| | | □ | 4 | 夜間を中心とした咳嗽を経験したことがある。 |
| | | □ | 5 | 息苦しい感じを伴う咳嗽を経験したことがある。 |
| | | □ | 6 | 症状は日内変動がある。 |
| | | □ | 7 | 症状は季節性に変化する。 |
| | | □ | 8 | 症状は香水や線香などの香りで誘発される。 |
| | 背景 | □ | 9 | ぜんそくを指摘されたことがある（小児ぜんそくも含む）。 |
| | | □ | 10 | 両親もしくはきょうだいにぜんそくがいる。 |
| | | □ | 11 | 好酸球性副鼻腔炎がある。 |
| | | □ | 12 | アレルギー性鼻炎がある。 |
| | | □ | 13 | ペットを飼い始めて 1 年以内である。 |
| | | □ | 14 | 血中好酸球が 300/μL 以上。 |
| | | □ | 15 | アレルギー検査（血液もしくは皮膚検査）にてダニ、真菌、動物に陽性を示す。 |

大項目＋小項目（いずれか 1 つ以上）があればぜんそくを疑う
→ぜんそくの診断アルゴリズム

出典：一般社団法人日本喘息学会「喘息診断実践ガイドライン 2023」

て診断をしていくことにはなりますが、この時点で、単なる風邪と判断するのではなく、ぜんそくの可能性を考慮して診療をすることになります。

患者は、風邪と間違われて放置されることのないように、チェック項目に該当するものがないか、これまでの症状を思い出してしっかり伝える必要があるのです。ぜんそくに限らず、身体の調子がいつもと違うときや悪いときは日頃からメモを残しておくとよいと思います。

また、ぜんそくはある特定のアレルゲンや刺激に対して症状が出るのも特徴です。そのため、それらのアレルゲンが出やすい特定の季節や特定の場所だけで発症することがあります。例えば、春先に症状が出る人はスギ花粉やヒノキ花粉の影響、夏に出る人はブタクサやヨモギの影響、秋に出る人はハウスダストやダニといったアレルゲンの影響が考えられます。また、線香の煙や香水の香りに反応して咳が出ることもあります。おばあちゃんの家に行くといつも咳が出る、通勤電車の中で咳が強くなるといったように咳が出やすい時期や場所を特定することで、原因は花粉や線香や香水かもしれないと考えていくこともできます。

症状が出る背景として、家族にぜんそく患者がいるかも聞かれます。ぜんそくは遺伝性の要素もあるため、親、きょうだい、子どものぜんそく歴は重要です。子どもの頃にぜんそくと診断されたことがないかも確認が必要です。

私は、患者の住居の建物が木造か鉄筋か、築何年かなども聞いています。木造の場合や築年数が経っている場合は、カビやほこりなどがぜんそくの症状を誘引している可能性があるからです。また、「どの部屋で過ごす時間が長いですか?」「掃除は週に何回していますか?」「布団を洗う頻度はどのくらいですか?」と、家の中の環境や様子を教えてもらいます。

職業についてもどんな業種でどんな働き方をしているのか確認します。建築関係の仕事なら、工事現場で粉塵を吸っているかもしれません。「そのときはマスクをつけていますか?」「つけているとしたら通常のサージカルマスクですか? 粉塵用のマスクですか?」「現場にいる時間は何時から何時までですか?」と詳しく聞きます。工事現場では本来は粉塵用マスクを使用しなければならないルールですが、会社によってはそこまで徹底されていないケースもあります。また、粉塵用マスクをつけていても現場にいる時間が非常に長ければ、影響を受けやすくなります。

一日の中で多くの時間を過ごすのは家(特に寝室)と職場です。そのため、特にこの二つの環境下でぜんそくに影響を与えるような要因がないかと問診では必ず確認するようにしているのです。

ただ、患者にしてみたら、症状についてはまだしも、家や仕事のことを細かく聞かれると、どうしてこんなことを聞かれるのだろうと戸惑ってしまいます。しかし、できるだけ詳しく伝えることが、正確な診断につながります。医師は症状だけでなく、その咳がどんな刺激に反応して誘発されているのか、あらゆる可能性を探りながら診断を見極める必要があるのです。

# 気道の状態を知る検査

ぜんそくを診断するためにはさまざまな検査があります。

## ○気道の状態を調べる検査

### ・呼吸機能検査（スパイロメトリー）

呼吸機能検査は、どの程度強く息を吐けるかを調べます。または、呼吸機能がどのくらい残存しているかを確認する検査です。

方法としては、鼻にクリップをつけて、マウスピースをくわえ、思いっきり息を吐き出します。肺活量、1秒量、努力性肺活量などの肺機能が計測できます。

「肺活量」とは、空気をたくさん吸い込んで思いっきり吐いたときの量のことです。「1秒量」とは、一気に吐き出したときの最初の1秒間に吐き出せた空気の量を指します。「努力性肺活量」とは、できる限り深く息を吸い込んで、できるだけ早く息を吐き出したときの空気量です。1秒量が努力性肺活量全体の何％にあたるかを割り出したものを「1秒率」といいます。

ぜんそくで気道が狭くなっていると、1秒量、1秒率とも値が低くなります。1秒率が70％

以下の場合、ぜんそくが疑われます。

また、目で見て分かりやすいのは、次のページの「フローボリューム曲線」です。縦軸に息を吐くスピード、横軸に吐いた空気の量（肺気量）をとってグラフにしたものです。正常な人の場合、丸くふくらみのある山が徐々に下がってきますが、ぜんそくの人の場合、下にへこんだ山のような曲線になります。きちんと治療をすることで、曲線の形は正常な状態に近づいていきます。

ぜんそく治療では、呼吸機能を改善させることも大切なポイントです。呼吸器機能検査は診断時だけでなく、治療効果を見るうえでも有効で、どの薬でどの程度、呼吸機能が改善したかもチェックできる、非常に有用な検査になります。

呼吸機能は、本人の自覚がなくても、実際の機能がかなり落ちているということはよくあります。スパイロメトリーは非常に手軽でシンプルな検査ながら、呼吸機能の状況を正しく把握することができます。ただ、一般内科で導入しているところは、残念ながらまだまだ少数です。そのため、受診先を決めるときに、「スパイロメトリーの検査はできますか？」と電話などで確かめてから受診するのも一つの方法です。

私のクリニックに来る患者の中には、すでにいろいろ勉強をしてきてスパイロメトリーの検査をしてほしいと自ら要望する人もいます。医師としては、しっかり病気と向き合おうとして

**フローボリューム曲線**

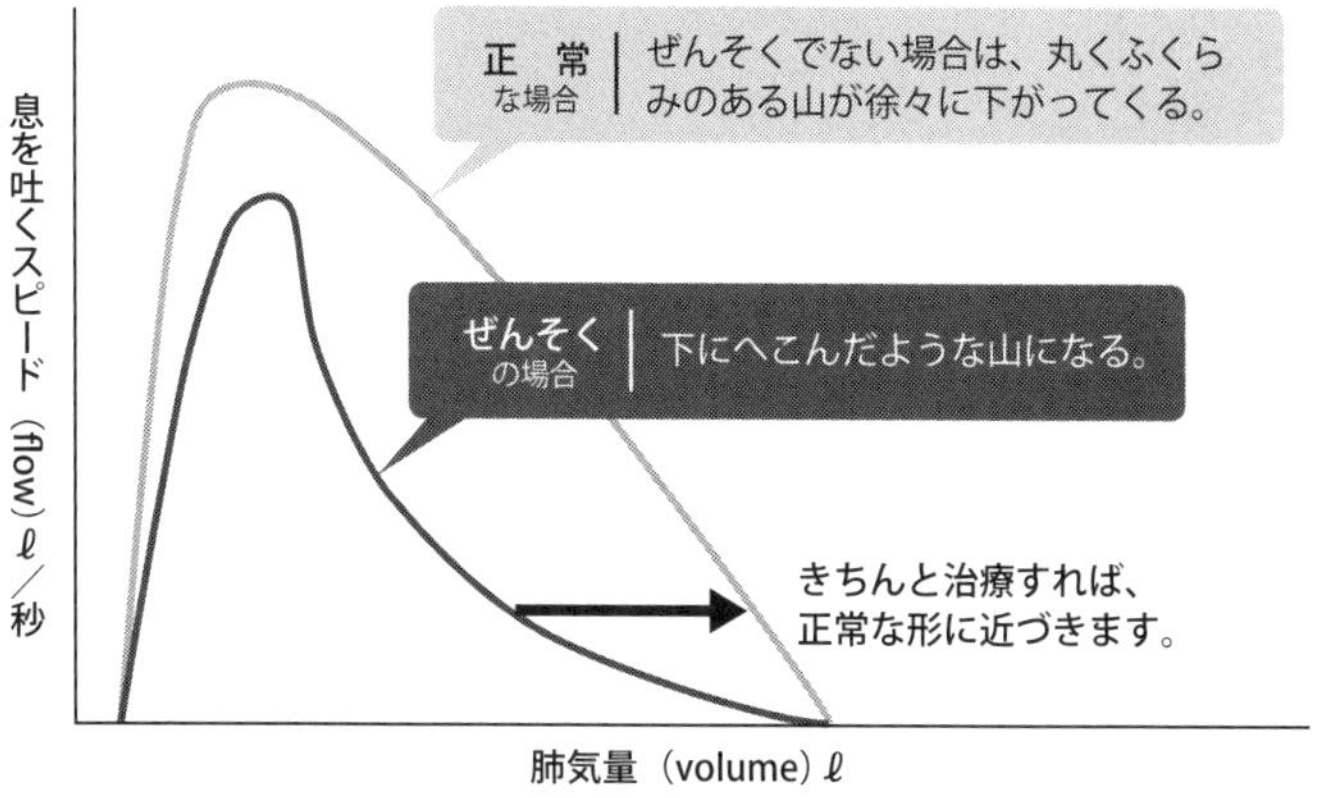


出典：独立行政法人環境再生保全機構ホームページ「成人ぜん息」

いるのだなと感じますし、このようにぜんそく治療に必要な検査の認知が広がっていくことはうれしいことです。

また定期的に数値を確かめることで治療のモチベーションを高めることにもつながります。スパイロメトリー検査は治療継続をし、改善していくための有効な検査の一つです。

**・呼吸抵抗測定**

呼吸抵抗測定はどの程度、気道が狭くなっているかという気道の抵抗を調べる検査です。呼吸機能検査では検出できないような、細い気道の抵抗を検出できることが期待できます。

検査方法は、マウスピースをくわえ、普通に呼吸するだけといったシンプルなものになります。

## ○気道の炎症の状態を調べる検査

**・呼気ＮＯ検査（呼気エヌオー検査）**

呼気ＮＯ検査は、息の中に一酸化窒素（ＮＯ）がどのくらい含まれているかを確認する検査です。気道に炎症が起きていると、一酸化窒素が発生することが分かっており、ＮＯ値が高ければ、気道の炎症が悪化していると考えられます。

検査方法は、息を吐いたあと、マウスピースをくわえ、できるだけ息を吸い込みます。その後、モニターを見ながら、一定の速度で息を吐き出します。

ガイドラインによると、ＮＯ値が22～25以上であればぜんそくを疑い、37～50以上でぜんそくと診断できます。（ただ、ＮＯ値が22未満だからといって、ぜんそくを否定することはできません。ＮＯ値が低くても問診や症状によっては、ぜんそくを疑う場合もあります。）

なお、ＮＯ値が高いタイプのぜんそくは、吸入ステロイド薬の反応が良く、効果も高く出る傾向にあります。適切な治療をすれば、ＮＯ値は下がることが期待されます。呼気ＮＯ検査も、スパイロメトリーと同様に、治療の成果等を確認するために活用することができます。

## ○血液検査

### ・好酸球数検査

白血球には主に好中球、リンパ球、単球、好酸球、好塩基球の５種類があり、好酸球数検査では、好酸球の数値を測定します。体質的に好酸球が多く活性化すると気道の平滑筋が収縮して、気道が狭くなります。検査で好酸球の数値が高く出れば、気道に炎症が起きやすくなり、気道過敏性が高まっている状態であると考えられます。

血液中に好酸球が多いのか少ないのかは、気道の状態を判断するうえでとても大切なポイントです。ガイドラインでは好酸球数が３００以上の人は、喘鳴がなくてもぜんそくと診断できるとされています。

### ・アレルギー検査

アレルギー検査では、ダニ、花粉、ハウスダストなどのアレルゲンに対してアレルギー反応があるかチェックします。血清総ＩｇＥ値やさまざまな種類の環境アレルゲンに対する特異的ＩｇＥ抗体の存在を調べます。ＩｇＥ抗体の値に応じてスコアが0～6の7段階に分かれます。０であれば陰性、１は偽陽性、２以上であれば陽性となります。値が高くなるほどアレルゲンである可能性が高まります。

アレルギー反応が出たものに対しては、アレルギー要因を除外するといった対策をとります。要因を取り除くことができれば、ぜんそく症状の悪化を抑えることが可能です。ぜんそく治療においては、早めに血液検査をしてアレルギーの状況を知っておくことが大切です。

**・レントゲン検査**

レントゲン検査では、肺をレントゲン撮影し、ぜんそく以外の肺の病気がないか確認します。細菌やウイルスによる肺炎、肺がん、気胸、心不全などの診断ができます。

**・ＣＴ検査**

レントゲンでは確認しづらい場所や小さな病変がないかを確認することができます。咳や痰、息切れなどの主訴でレントゲンを撮影して問題なくても、ＣＴを撮影したら肺がんが隠れていたといったことを防ぐためにも、2～3週以上続く呼吸器症状（咳や痰、息切れ）がある場合は初診時にＣＴ撮影をすることがたびたび発生します。もちろん、呼吸器症状がある患者に全例撮影するということはなく、喫煙歴や症状の重さなど個々の状況や患者背景に応じてＣＴ検査まで行うかを判断します。ただし、ＣＴを備えている内科は限られるため、専門クリニックや総合病院での検査が必要となることが多いです。

以上の検査はぜんそくの診断をするうえでとても有効です。原因不明の咳が続いて、他院で処方された抗生物質や咳止めを服用しても改善しないなどといって悩んでいた人が、スパイロメトリー検査や呼気ＮＯ検査、血液検査（好酸球数検査）をすると、ぜんそくであることが分かり、適切な治療を開始して、症状がどんどん改善していったということはよくあります。しかし、アレルギーの血液検査やレントゲン検査はできても、その他の専門的な検査機器がそろっているクリニックはまだ多くありません。このようなことも、ぜんそく診断の難しさにつながっています。

なお、日本喘息学会のガイドラインでは次のいずれかの所見がある場合も、喘鳴などの症状がなくてもぜんそくと診断することができるので、補足しておきます。

・吸入ステロイド薬と気管支拡張剤の合剤（ＩＣＳ／ＬＡＢＡ）の使用前後で1秒量が12％以上かつ２００㎖以上の改善があった
・呼気ＮＯ数値が50ｐｐｂ以上ある
・好酸球数が３００／μℓ以上

## ぜんそくの合併症

ぜんそくには注意しておかなければならない合併症がいくつかあります。そのため、思うように改善が見られないときには、ぜんそくと合併している病気がないかどうかもチェックする必要があります。

合併する病気には「アレルギー性鼻炎」「慢性副鼻腔炎」「鼻茸《はなたけ》（鼻のポリープともいわれる）」「慢性閉塞性肺疾患（ＣＯＰＤ）」「胃食道逆流症（ＧＥＲＤ）」などがあり、ぜんそくのコントロールにも大きな影響を及ぼしています。特に注意を払うべきは「アレルギー性鼻炎」「慢性副鼻腔炎」「鼻茸」です。鼻の治療をしないでぜんそくの治療のみをしているとコントロールが悪くなる原因となります。

**・80％以上がアレルギー性鼻炎を合併**

ぜんそくをもつ多くの人が、もう一つの悩みを抱えています。それがアレルギー性鼻炎です。ぜんそく患者の約80％以上がアレルギー性鼻炎を合併しているという事実があります。

アレルギー性鼻炎は、通年性と季節性に分かれています。通年性はダニやハウスダスト、ペットのフケなどが原因で発症し、季節性は花粉が主な原因です。どちらも呼吸によってアレルゲンが体内に入った結果、くしゃみ、鼻水、鼻づまりなどの呼吸器の症状を引き起こします。

鼻と肺は、同じ空気の通り道、すなわち気道を共有しています。鼻、のど、気管の入り口を上気道、気管、気管支、細気管支を下気道と分類していますが、アレルギー性鼻炎は上気道で発生し、ぜんそくは下気道で発生する、いわば同じ気道上で起きる炎症です。そのため、アレルギー性鼻炎とぜんそくは互いに影響し合うことが分かっており、これを「One airway, one disease（ワンエアウェイ、ワンディジーズ）」と表現されることがあります。

アレルギー性鼻炎は鼻の病気ですから、一見ぜんそくとは関係ないと思われがちです。しかし、アレルギー性鼻炎を抱えるぜんそく患者は、アレルギー性鼻炎の症状が悪化すると、ぜんそくも悪化します。逆にいえば、鼻炎を治療することで、ぜんそくの症状も改善する可能性があります。アレルギー性鼻炎を適切に治療することが、ぜんそく症状の改善につながるのです。

アレルギー性鼻炎ぐらいたいしたことはない、体質だから仕方がない、と安易に考えるのではなく、アレルギー性鼻炎を合併している場合は、しっかりと治療に取り組むことが非常に重要となります。

アレルギー性鼻炎に対する治療としては、症状を引き起こすアレルゲンを極力除去することや、飲み薬や鼻に直接投与する噴霧薬などの使用があります。最近では、アレルギーの原因となる抗原を少しずつ体内に入れ、反応を弱めていくアレルゲン免疫療法も効果が期待でき、注目を集めています。

ダニアレルギー性鼻炎合併ぜんそくをもっている子どもにダニ舌下免疫療法を行うと、5年後や10年後にぜんそくである割合が減少したことが報告されています。ダニ陽性の小児ぜんそくは、成人ぜんそくへの持ち越しが多く、積極的に小児期でダニの免疫療法を行うことが大切です。

**・ぜんそくと合併し、悪化させる好酸球性慢性副鼻腔炎**

副鼻腔炎は副鼻腔と呼ばれる両目の間や額、ほほの下など、鼻の周りにある空洞に炎症が起こり膿《うみ》や分泌物がたまってしまう病気です。鼻づまりや鼻水、のどの違和感、頭痛、咳、集中力の低下などの症状があります。副鼻腔炎もぜんそくの人がよく合併する病気です。

副鼻腔炎には好酸球性炎症が主体の「好酸球性副鼻腔炎」と好中球性炎症が主体の「非好酸球性副鼻腔炎（蓄膿症）」の2つがあります。症状はどちらも鼻づまり、鼻水、咳などが主ですが、好酸球性副鼻腔炎には非好酸球性副鼻腔炎よりもより強く嗅覚や味覚が分からなくなることが多いです。また、好酸球性副鼻腔炎には鼻の中のポリープ、いわゆる鼻茸を有することが多く、難治性の病気とされています。

両者のうち、ぜんそくとの合併で特に注意しなくてはならないのが、好酸球性副鼻腔炎です。ぜんそくでは気道で好酸球が増加しますが、副鼻腔で好酸球が増加して炎症を起こすのが好酸球性副鼻腔炎です。

好酸球性副鼻腔炎とぜんそくは互いに密接に関連し合っていることが分かっています。そのため、好酸球性副鼻腔炎が悪化するとぜんそくも悪化してしまいます。逆に、アレルギー性鼻炎と同様に、好酸球性副鼻腔炎を治療することでぜんそくの症状がより改善します。合併している場合は、好酸球性副鼻腔炎の治療もぜんそくの治療と並行してしっかりと行うことが大切です。

また好酸球性副鼻腔炎の診断は、鼻づまり、頭痛、顔面痛、嗅覚異常などの副鼻腔炎を疑う症状があり、血液検査をして好酸球数が白血球の中の10％以上を占めていれば、かなり疑わしいといえます。そして副鼻腔の画像検査で炎症が起きている場所を確かめれば、すぐに診断ができます。非好酸球性では、ほほの下にある上顎洞で主に炎症が起きますが、好酸球性では篩《し》骨《こつ》洞《どう》と呼ばれる鼻の付け根の下の部分にあたるところに炎症が起きるのが特徴です。

私のクリニックでは、好酸球性副鼻腔炎の合併が疑われる場合は採血や画像検査を行い、診断・治療をしっかりと行うようにしています。

好酸球性と好中球性の副鼻腔炎では治療法も異なります。好酸球性副鼻腔炎は、難治性の病気で、２０１５年には厚生労働省により難病疾患の一つに認定されました。近年、患者が増えていますので、呼吸器専門医や耳鼻咽喉科専門医がいるクリニックや設備が整っている病院などで一度検査をしてもらうのがよいです。

**・後鼻漏**

後鼻漏とは、鼻水がのどに流れ込んでしまう病気です。鼻水がのどの奥にどんどん流れ込むことで強い咳が出たり、むせ込んだりすることが多くなります。アレルギー性鼻炎や副鼻腔炎が主な原因となります。抗ヒスタミン薬で鼻水が治まる人もいますし、抗生剤で改善する人もいますが、改善が見込めない場合は、耳鼻咽喉科でレーザー治療などを行う方法もあります。呼吸器内科医だけの治療で咳が改善しない場合は、耳鼻咽喉科の専門医と協力することが大切です。

## ・高齢患者の約25％が死因第9位のＣＯＰＤを合併

ＣＯＰＤは、たばこが原因で起きる肺の慢性疾患で呼吸機能が低下していく進行性の病気です。たばこの煙には種々の有害物質が含まれており、吸い込むと肺胞の肺胞壁等を破壊してしまいます。気管支壁は炎症によりむくみ、空気の出し入れがしにくくなり、痰が増加します。症状としては慢性の咳、痰、息切れ、呼吸困難などぜんそくの症状と類似点が多く、ぜんそくとの区別が難しい病気です。ぜんそく患者の約25％がこのＣＯＰＤを合併しており、近年、ぜんそくとＣＯＰＤとの合併は大きな問題になっています。

　というのも、ＣＯＰＤによる死亡者数は２０２１年には約１万６０００人と多く、日本人男性の死亡原因の第9位にもなっている病気です。ぜんそくと合併することで、ぜんそくとＣＯＰＤの両方の症状が同時に悪化する可能性があり、喘鳴や息切れ、呼吸不全などの症状が非常に重くなるのです。

　またＣＯＰＤは、たばこを吸ってすぐに発症するわけではなく、喫煙を始めて20年から30年後に発症します。そのため、長年にわたって喫煙をしてきたヘビースモーカーの中高年世代での発症が多く、喫煙者の約20％がＣＯＰＤを発症しています。一日の喫煙本数に喫煙年数をかけたものを喫煙指数といいますが、ぜんそく患者で喫煙指数が４００を超えているという人は、ぜんそくだけでなく、ＣＯＰＤを合併している可能性があると考えたほうがいいでしょう（例えば、１日20本のたばこを20歳から吸っていて、今50歳だとすると、20本×30年間で喫煙指数は６００となります）。

また、ぜんそくは白血球中の好酸球によって炎症が起きますが、ＣＯＰＤでは、「好中球」という別の成分が活発になって病気を発症させます。ぜんそく単独なのか、ＣＯＰＤ単独なのか、もしくは両者を合併しているのか。それによって取り組む治療内容も変わってきます。症状が似ているので見逃されることが多いのですが、ＣＯＰＤで一度壊れた肺は二度と元に戻りません。手遅れにならないよう、できるだけ早くＣＯＰＤの合併の有無を確認して、適切な治療をすることが必要です。

**・胃食道逆流症**

胃食道逆流症とは、胃酸が逆流する病気です。逆流した胃酸が刺激となって、胸やけや食道炎のほか、咳などさまざまな症状を起こします。咳をすると腹圧が上がるので、さらに胃酸が逆流しやすくなり、その胃酸が刺激となってますます咳が出やすくなるという悪循環に陥ります。

ぜんそく患者が胃食道逆流症を合併する率は高く、半数程度が合併しているともいわれています。合併することで、ぜんそくが重症化しやすくなるため、注意が必要な病気の一つです。

胃食道逆流症は、食道と胃の間にある下部食道括約筋の機能が緩むことで、胃酸を含む胃の内容物が逆流します。下部食道括約筋が緩む原因としては、加齢による筋力の低下や過食、肥満などが挙げられます。また、締めつけの強い衣類などで胃が圧迫されたり、食べ過ぎ、ストレスなども原因になったりします。お腹が大きくなった妊婦が、胃が圧迫されて発症することもあります。

診断は内視鏡検査で食道の状態を確認しますが、食道に所見がないタイプの胃食道逆流症もあり、注意が必要です。内視鏡検査で所見がなくても症状に応じて食道内部に細い管を留置して行う24時間ｐＨ（酸性度）モニタリング検査を実施します。呼吸器専門クリニックでは24時間ｐＨモニタリング検査を行うことは困難なため、他院と連携して診断を行うかＰＰＩテストという、よく効く胃酸分泌を抑える薬を２週間内服して状態を確認する方法をとります。

胃食道逆流症とぜんそくの咳は互いに誘発関係にあります。胃食道逆流症になると咳や喘鳴が発生し、ぜんそくが悪化します。反対に、ぜんそくの咳が出ると胃食道逆流症も悪化してしまいます。このように両者は密接に関係しているのです。胃食道逆流症がぜんそくのコントロールを難しくしていることがありますので、ぜんそくの患者で、よく胸やけをする、咳が改善しない、など思い当たる場合は、胃食道逆流症を疑って治療をする必要があります。

胃食道逆流症の治療としては、胃酸の分泌を抑える薬を服用することで改善します。また、暴飲暴食や食べ過ぎなどの食生活を見直すことや減量も大切です。これにより、ぜんそくの症状も落ち着くことが期待できます。

**・呼吸不全を引き起こすＡＢＰＡ**

ＡＢＰＡとは、アレルギー性気管支肺アスペルギルス症という病気です。聞き慣れない病気だと思いますが、ぜんそく患者の１～２％が合併します。

アスペルギルスという室内にいるカビを吸い込むことでアレルギーを起こし、慢性的な咳や喘鳴、呼吸困難などといったぜんそく症状を発症します。

ぜんそく患者の中にはアスペルギルスに過剰に反応する人がまれにいるのです。ぜんそく治療を行っても改善が見られないケースには、ＡＢＰＡの合併を疑うことがあります。ＡＢＰＡは呼吸器内科を専門にしていても、レアな疾患です。一般の内科クリニックや病院では、診断は難しいと思いますので、ぜんそくのコントロールが悪く、心配な方は専門医の受診を勧めます。

多くのぜんそく患者の治療に携わっていると、ぜんそくと診断されて、ぜんそく治療を長年続けているのにいっこうに改善されないという患者と出会うことがあります。そのような場合はほかの病気を合併している可能性があります。特にアレルギー性鼻炎や好酸球性副鼻腔炎、ＣＯＰＤ、胃食道逆流症は合併することが多く、合併している病気も治療しなければぜんそく症状が改善しません。併せて治療に取り組むことが必要です。

# 第3章

# ぜんそくをコントロールするためのさまざまな治療薬

吸入ステロイド薬、長時間作用型$\beta$2刺激薬、生物学的製剤

## ぜんそくは自分でコントロールしていくもの

ぜんそくは高血圧や糖尿病と同様に、日々の生活の中で管理し続けなければならない慢性疾患であり、基本治療は投薬になります。一生付き合っていく必要があることを理解し、症状をしっかりコントロールしていくことが大切です。言い換えれば、ぜんそくは「完治」はできなくても、「コントロール」に重点を置くことで、気道の炎症を最小限に抑え、発作を起こさない状態を維持することが可能となるのです。今や医療の進歩によりさまざまな治療薬が開発され、ぜんそく治療は大きく進歩しています。コントロールさえできれば、健康な人となんら変わらない生活を送ることができるのです。

### ・ぜんそくコントロールテスト（ＡＣＴ：アクト）とは

ぜんそくをコントロールするにあたっては、まず、自分の症状を正確に把握することが重要になってきます。そこで役に立つのが「ぜんそくコントロールテスト（ＡＣＴ）」です。

ぜんそくのコントロール状態や重症度を患者自身が正しく理解するために開発されたもので、広く使われています。このテストを通じて、自身の病状を客観的に評価することができます。

# ぜんそくコントロールテスト（ACT）

**Step ❶** 各質問について該当する点数を丸で囲み、その数字を右の四角の欄に書き入れてください。できる限り率直にお答えください。ぜんそくの現状について担当医師に相談する際、役立ちます。

質問1　この４週間に、ぜんそくのせいで職場や家庭で思うように仕事がはかどらなかったことは時間的にどの程度ありましたか？

| | | | | | |
|---|---|---|---|---|---|
| いつも ① | かなり ② | いくぶん ③ | 少し ④ | 全くない ⑤ | 点 |

質問2　この４週間に、どのくらい息切れがしましたか？

| | | | | | |
|---|---|---|---|---|---|
| 1日に<br>2回以上 ① | 1日に<br>1回 ② | 1週間に<br>3～6回 ③ | 1週間に<br>1、2回 ④ | 全くない ⑤ | 点 |

質問3　この４週間に、ぜんそくの症状（ゼーゼーする、咳、息切れ、胸が苦しい・痛い）のせいで夜中に目が覚めたり、いつもより朝早く目が覚めてしまうことがどのくらいありましたか？

| | | | | | |
|---|---|---|---|---|---|
| 1週間に<br>4回以上 ① | 1週間に<br>2、3回 ② | 1週間に<br>1回 ③ | 1、2回 ④ | 全くない ⑤ | 点 |

質問4　この４週間に、発作止めの吸入薬（サルブタモールなど）をどのくらい使いましたか？

| | | | | | |
|---|---|---|---|---|---|
| 1日に<br>3回以上 ① | 1日に<br>1、2回 ② | 1週間に<br>数回 ③ | 1週間に1<br>回以下 ④ | 全くない ⑤ | 点 |

質問5　この４週間に、自分自身のぜんそくをどの程度コントロールできたと思いますか？

| | | | | | |
|---|---|---|---|---|---|
| 全くでき<br>なかった ① | あまりでき<br>なかった ② | まあまあ<br>できた ③ | 十分<br>できた ④ | 完全に<br>できた ⑤ | 点 |

**Step ❷** 各項目の点数を足してあなたの総合点を出してください。

| |
|---|
| 合計<br>点 |

**Step ❸** 総合点からあなたのぜんそく状態をすぐ確認しましょう。

出典：一般社団法人日本喘息学会「喘息診断実践ガイドライン 2023」

「ぜんそくコントロールテスト（ACT）」は、「日常生活への影響」「息切れ」「夜間症状」「発作治療薬の使用頻度」「ぜんそくコントロール状態の自己評価」に関する5つの質問に答えて合計点数を出すだけで、直近のぜんそくのコントロール状態が評価できるようになっています。とてもシンプルなテストですが、その信頼性の高さから世界中で使用されているテストになります。

25点満点で評価は次のとおりです。

・25点満点：コントロール良好。
・20～24点：コントロール比較的良好。
・20点未満：コントロール不良。

25点満点であれば、ぜんそくのコントロールが非常にうまくいっているということです。この調子で治療を継続していくことになります。医師の判断によっては、薬の量を減らすなどステップダウンができる可能性もあります。

20から24点であれば、コントロールは比較的良好ということです。コントロール良好と自信をもって言えるまで、もう少しです。満点になるように、引き続き生活習慣や環境を整え、治療をしっかり継続していきます。

20点未満の場合は、すみやかに主治医と治療計画について相談することが必要です。20点未満になってしまっている原因はいくつか考えられます。まず、医師の指示どおりに、薬の吸入を続けているかどうかを確認する必要があります。次に、指示どおり吸入をしていたのに点数が低いという状況であれば、吸入ステロイド薬を正しく吸入できていなかったか、吸入の仕方（吸入手技といいます）について確認します。また、ぜんそく悪化のきっかけとなるウイルス感染などの可能性や、アレルギー対策が不十分だった可能性がないかも確認します。患者が自身の行動を振り返りながら、改善できるところは改善しつつ、薬の量や種類の調整などについて主治医と相談する必要があります。

「ぜんそくコントロールテスト（ＡＣＴ）」はあくまで患者が自分自身でチェックするテストになります。ぜんそくコントロールテスト（ＡＣＴ）を用いてぜんそくかどうかを診断するものではなく、日常生活においてぜんそくコントロールがどの程度できているかを測る指標です。診察前にチェックしておけば、医師に、自分自身の状況を伝えやすくなります。また、より効果的な治療計画を立てるのに役立ちます。

## ぜんそくの治療フローと治療薬

ぜんそく治療の目的は2つあります。

「今ある症状をコントロールすること（発作やぜんそく症状がない状態を保つこと）」と、「将来的に重症化することを防ぐこと（重症化の回避）」です。

治療では、吸入ステロイド薬によって気道の炎症を抑え込み、健康な人と変わらない気道状態を維持することを目指します。

### ぜんそく治療で使用される主な薬

**・吸入ステロイド薬（ICS）：抗炎症薬**

気道の炎症を改善する働きがある。

**・長時間作用型β2刺激薬（LABA）：気管支拡張薬**

気道を広げる働きがある。吸入ステロイド薬と併用して使用されることがほとんど。

**・吸入ステロイド薬と長時間作用型β2刺激薬の配合剤（ICS／LABA）：抗炎症薬・気**

## ぜんそく治療のフローチャート（成人）

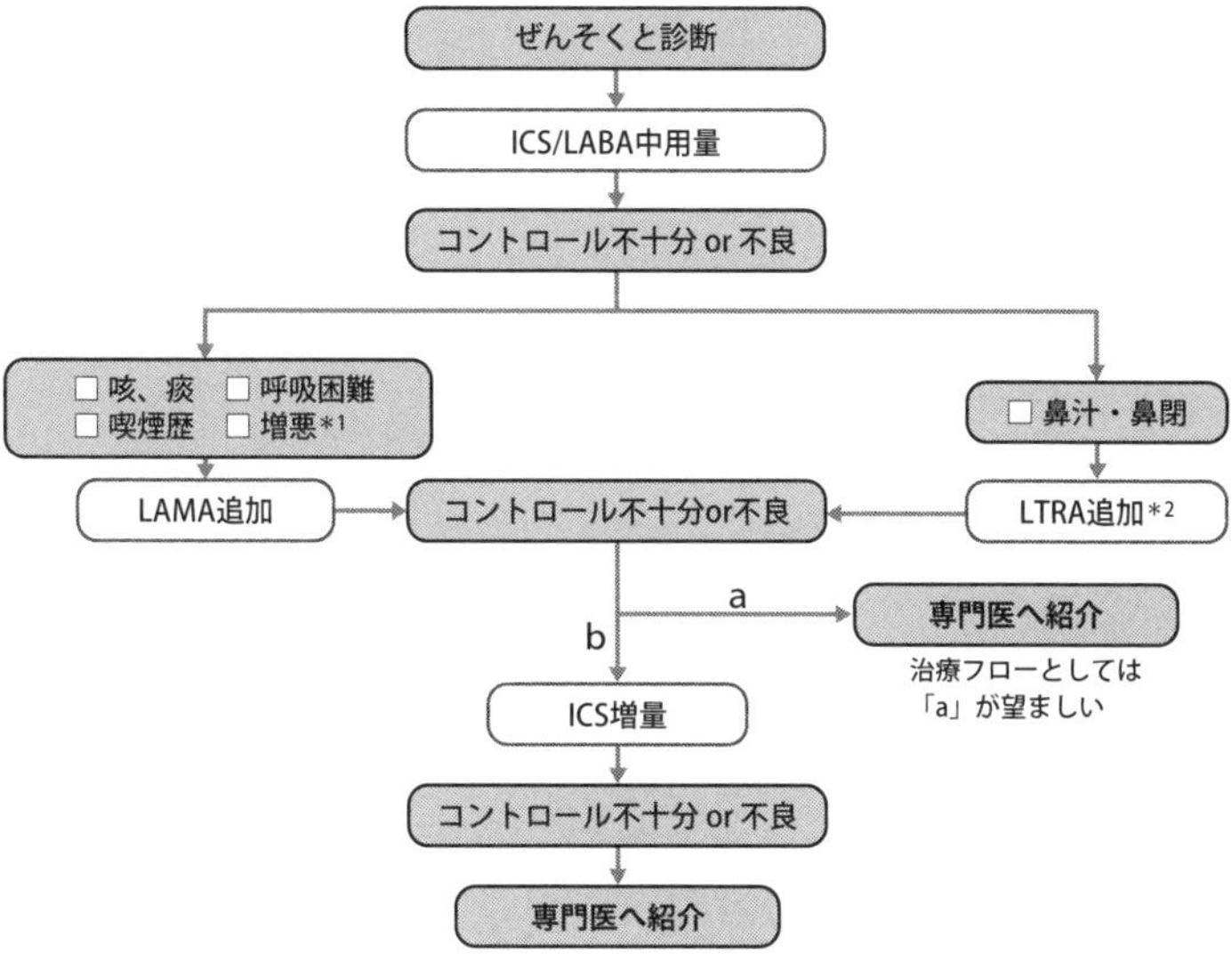


コントロールの評価は ACT で行う
・コントロール不良：20 点未満
・コントロール不十分：20 ～ 24 点

＊1：全身性ステロイド薬の静脈内投与、または短期間の経口ステロイド薬を必要とする増悪（発作）
＊2：咳、痰、呼吸困難のいずれかが強い場合はLAMA併用可

ICS：吸入ステロイド薬
LABA：長時間作用型 $\beta_2$ 刺激薬
LAMA：長時間作用型抗コリン薬
LTRA：ロイコトリエン受容体拮抗薬

### ぜんそく治療のフロー

- 治療の目標はぜんそく症状をなくすことである。
- 成人ぜんそくの治療は中用量の ICS/LABA から開始する（注：咳、痰、呼吸困難のいずれかが強い場合は ICS/LABA/LAMA〈トリプル製剤〉から開始することも可能である）。
- 治療に対するアドヒアランスと吸入手技の確認が必要である。
- 吸入ステロイド薬（ICS）の副作用である嗄声（声のかすれ）と咽頭・口腔内カンジダ、LABA の副作用の動悸と手の震えに注意する。

出典：一般社団法人日本喘息学会「喘息診断実践ガイドライン 2023」

**管支拡張薬の合剤**

吸入ステロイド薬に気道を拡張する長時間作用型β2刺激薬を配合したもの。配合したことにより、抗炎症効果が高まっている。ぜんそく治療の最も基本的な薬として使用されている。

**・長時間作用型抗コリン薬（ＬＡＭＡ）：気管支拡張薬**

気道を広げる気管支拡張と、気道の分泌を抑える気道分泌抑制の働きがある。ＩＣＳ／ＬＡＢＡを使用しても効果が得られないときに追加されることが多い。

最新の薬として、ＩＣＳ／ＬＡＢＡにＬＡＭＡを配合した3剤のトリプル配合薬も登場している。

**・ロイコトリエン受容体拮抗薬（ＬＴＲＡ）：抗アレルギー薬**

鼻炎など鼻の症状を合併している人に使用される。

## ○基本的な薬から治療スタート

治療の目的は咳や発作などのぜんそく症状をなくし、コントロールすることです。問診でぜんそくが疑われたら、最初に中用量以上の吸入ステロイド薬と長時間作用型β2刺激薬の合剤が処方されます。この薬は、気管支の炎症を和らげる効果と気道を広げる効果の2つが期待されます。

## ○薬の効果をチェック

ぜんそくの可能性が高まるのは、3日から1週間、ICS／LABA↓吸入ステロイド薬と長時間作用型β2刺激薬の配合剤の使用を続け、症状が良くなった場合です。このとき、必ずしも症状がピタッと止まらなくとも、治療に対して反応性があったかどうかが、ぜんそく診断のカギになります。反応性があり、問診時から喘鳴があれば、ぜんそくとして診断されます。

症状が改善していく場合は、そのまま治療を継続していきます。軽症や中等症のぜんそくであれば症状の改善が見込まれますが、症状が治まっても、ぜんそくの原因である気道の炎症は続いているので、医師の指示のもと服用を継続することが重要です。症状が改善したからといって患者が自己判断で中断することのないようにします。

## ○鼻の症状がある場合

鼻水や鼻づまりがあるなら、アレルギー症状に効くロイコトリエン受容体拮抗薬が追加されます。ロイコトリエン受容体拮抗薬はヒスタミンという物質の遊離を抑えることができ、鼻水がのどの奥から垂れ込んでくるような感覚や鼻がぐずぐずしてくしゃみが止まらないといった症状によく効きます。

## ○咳、痰などのぜんそく症状が残る場合

咳、痰が続く、呼吸困難が残る、喫煙歴がある場合は、長時間作用型抗コリン薬を追加します。長時間作用型抗コリン薬を追加することでより気道が開き、空気の通りが良くなるので、息切れや呼吸困難を改善します。また、気道の分泌も抑えてくれるので痰を減らす効果も期待できます。

これらの薬の追加により、ぜんそくコントロールが十分にできるようであれば、最初に処方された吸入ステロイド薬と長時間作用型β2刺激薬の合剤をベースにしながら、ロイコトリエン受容体拮抗薬や長時間作用型抗コリン薬を追加したりしていくことになります。

## ○ロイコトリエン受容体拮抗薬や長時間作用型抗コリン薬を追加してもコントロールが不十分になる場合

ロイコトリエン受容体拮抗薬や長時間作用型抗コリン薬を追加してもコントロールが不十分になる場合はすみやかに呼吸器内科を受診する必要があります。

専門医がいる病院で、内服や点滴などの全身性ステロイド薬や生物学性製剤などの使用を検討していくことになります。また重要なのは、ぜんそく以外の疾患の可能性について検討する

ことです。ほかの疾患というのは、胃食道逆流症、間質性肺炎、心因性咳嗽《がいそう》、結核、ＣＯＰＤ、気管支拡張症、肺がんなどさまざまです。レントゲン検査やＣＴ検査、スパイロメトリーなど詳しい検査をして咳などの症状の原因を突き止める必要があります。専門医のいる病院を受診しなければならないタイミングを逃すことのないようにすることが大切です。

私のクリニックでは、ＣＴの設備も備えているため、問診のあと、すぐにレントゲンと必要があればＣＴ検査を行い、肺全体のスクリーニングチェックを行うことができます。これにより、結核や肺がんなど重大な疾患が隠れていないかどうかをチェックし、そのリスクを排除するようにしています。咳の原因はさまざまですので、重大な病気だった場合は早期発見にもつながります。先に重篤な病気でないことが分かれば、患者も安心して、その後のぜんそく治療に注力できます。

検査自体はどれも簡単なものが多いので、患者の負担もそれほど大きくはありません。すべてのクリニックでこのような流れで正確に診断・治療ができればよいのですが、地域のクリニックで設備を整えるのも限界があるのも事実です。症状の改善が思うように得られないときは、患者側からも積極的に専門医や総合病院を紹介してもらうよう、働きかけることも必要です。

というのも、実は「ぜんそくと思っていたらがんだった」というケースも少なからずあるからです。以前、ある男性が、「いっこうに症状が改善されない」と、私のクリニックに来ました。3年ほど前から吸入ステロイド薬を使ってほかの内科クリニックでぜんそくの治療をしていたと言います。治療当初は薬が効いていたようですが、月日が経つにつれ、効果がなくなり、咳がぶり返したり、呼吸も苦しくなったりしてきたというのです。ぜんそく発作の頻度も増え、以前よりも重たい症状に悩まされるようになりました。主治医に相談しても、いつもと同じ吸入ステロイド薬が処方されるだけで、新しい治療法が提案されることはありませんでした。彼はだんだん不安になり、最終的に私のクリニックを見つけて来院したのです。

診察室でこの話を聞いた私は、薬が効いていないことがひっかかり、すぐCT検査を実施しました。すると、なんと肺に腫瘍が発見されたのです。「肺がん」でした。

私はすぐに総合病院を紹介し、彼は手術を受けることになりました。今は順調に回復し、再発もなく元気に過ごしているそうです。

肺がんは、症状がぜんそくと非常に似ていることがあり、ぜんそくと間違えられることがあります。一時的な症状の改善に惑わされて、本当の原因を見逃してしまうことがあります。私はこの一件から、ぜんそく治療を継続しても思うような結果が得られないときは、ほかの重大な病気の可能性を考慮し、専門的な検査を受けることの重要性を改めて強く認識しました。ぜんそくと診断されて治療をしていても良くならない場合は、すみやかに胸部ＣＴ検査を受けることが必要です。

## 進化する吸入薬

ぜんそく治療の中心となるのが薬物療法です。近年の医療の発展による薬の開発は目覚ましく、ほとんどのぜんそくの症状をコントロールできるようになりました。

以前は、炎症を抑える作用の吸入ステロイド薬と長時間にわたり気管支を拡張させる長時間作用型β2刺激薬を別々に吸入しなければなりませんでした。しかし、２００９年に、これら2つの成分を1つの薬に組み合わせた「アドエア」という吸入薬が開発されました。「アドエア」の普及により1つの薬で2つの成分を吸入できるようになり、患者の服用の負担がぐっと減りました。さらに素晴らしいことに、それぞれを別々に吸入するよりも、炎症を抑える効果が高まることも分かりました。2つの成分を配合したことで、単純に1＋1＝2ではなく、効果が3にも4にもなったのです。その結果、吸入ステロイド薬（ＩＣＳ）の量は今までと同じまま、より高い効果を得られるようになりました。

最近では薬の種類が増え、「アドエア」と同様のものに、「レルベア」「シムビコート」「フルティフォーム」「アテキュラ」があります。

また、新たに開発された最新の薬に「テリルジー」というものがあります。「テリルジー」は吸入ステロイド薬、長時間作用型β2刺激薬、長時間作用型抗コリン薬の3つの成分が組み合わされました。「テリルジー」では、なんと1回でこれら3つの成分を同時に吸入できるようになり、さらに1日に吸入する回数も、2回ではなく、たった1回でよくなりました。今後、「テリルジー」が普及していくことで、患者の薬の服用の手間や負担はさらに大きく軽減されていくことが期待できます。同じタイプの薬として「エナジア」があります。

また、治療フローから分かるように、ぜんそく治療では、コントロール状態を見ながら、段階的に薬の種類や量を増やして治療を強化していきます。一方、薬を減らしていくパターンもあります。コントロール良好の状態が3カ月から約半年維持できていれば、追加した薬の種類や量を段階的に減らせるかどうか検討していくことになります。

これを「治療のステップアップ」と「ステップダウン」といいます。ステップアップとは、症状が悪化した際に薬の量や種類を増やすことで、ステップダウンとは、症状が改善された際に薬の量を減らすことです。

例えば、吸入ステロイド薬／長時間作用型β2刺激薬／長時間作用型抗コリン薬の3剤が配合された「テリルジー」を使ってコントロール良好な状態が一定期間続けば、ステップダウンして、吸入ステロイド薬／長時間作用型β2刺激薬の2剤が配合された「レルベア」に薬を変えるといったことも可能になります。しかし、たとえ症状が良好であっても、定期的に通院し、現状を医師に伝え、判断や指示に従うことが重要です。

## 自分の使っている吸入器を知る

ぜんそくの薬を服用する際は吸入器が使われます。吸入器にはいくつか種類があり、それぞれに特徴があります。使用方法も異なりますので、正しく使用することがぜんそく治療においてはとても重要です。使い方によっては適切な量を吸入できておらず、薬の効果を十分に得られないこともあります。使い方はそれほど難しいわけではないのですが、意外と間違った使い方をしていたり、自己流の使い方をしていたりする人も少なくありません。正しい使い方を覚え、確実に吸入する方法を習得することがぜんそく治療を成功するカギになります。

○ドライパウダー式吸入器

・特徴：粉末状の薬を吸い込むタイプ。
・メリット：口にくわえたらいつ吸ってもいいため吸うタイミングを自分でコントロールできます。

・デメリット：薬剤が口の中に残りやすく、むせることがあります。
・例：「テリルジー」「レルベア」「エナジア」「アテキュラ」「シムビコート」「アドエア」

### ○エアゾール式吸入器

・特徴：霧状の薬剤を噴射して吸い込むタイプ。
・メリット：吸い込む力が弱い方でも使いやすいです。
・デメリット：薬剤を噴射させるタイミングと薬を吸い込むタイミングを合わせなければうまく吸い込めません。また、アルコールが添加されており、咳き込んだりむせたりすることもあります。高齢者や子どもの場合、吸入が困難に感じることがあります。その場合は、吸入補助器具の「スペーサー」を使って吸入しやすくします。
・例：「フルティフォーム」「ビレーズトリ」「ビベスピ」

### ○吸入補助器具「スペーサー」

・特徴：エアゾール式吸入器の補助器具です。筒状のスペーサーの中に薬を噴射してから吸い込む方式です。
・メリット：スペーサー内部に噴射された薬剤を自分のペースで吸入するだけでよく、高齢者や子どもにも使いやすいです。確実に吸入することができます。

・デメリット：サイズが大きく、持ち運びに不便な場合があります。また、器具にカビなどが発生しないよう、使用後は洗って乾かすなどの管理が必要になります。

### ○ネブライザー

・特徴：専用の機器で液状の薬を霧状にして吸入します。医療機関でよく使用されていますが、家庭用タイプも販売されています。

・メリット：薬剤を自分のタイミングで吸入でき、高齢者から子どもまでどんな人でも使いやすいです。

・デメリット：専用の機器を購入する必要があります。電源が必要で持ち運びはしにくくなります。また、吸入にも時間がかかります。

吸入器は大きく分けて、ドライパウダー式とエアゾール式になりますが、どちらも息を十分吐いたあとに薬を吸い込むと、気管支の奥まで薬が行き届くので効果的です。また、吸入後は、3～5秒ぐらい息をこらえると、より薬が気管支にしっかり作用します。

自分では吸入できているつもりでも、いつのまにか自己流になっていたり、自分では気づかない間違った方法で吸入していたりすることもあるものです。また、どうしても吸入がうまくできないという場合は、薬を変更することで、吸入がしやすくなることもあります。

毎日吸入をしているのに症状が改善されない場合、実は吸入がしっかりできていなかったということもよくあります。

吸入ステロイド薬はぜんそく治療の基本となるものです。主治医や薬剤師、看護師などに吸入器の使い方をチェックしてもらい、指導を受けることが大切です。

## 長期管理薬と発作治療薬

ぜんそくの薬は、その使用目的によって長期管理薬と発作治療薬の2つに分けられます。気道の炎症を抑えて発作が起きることを予防するための薬が「長期管理薬」でコントローラーと呼ぶこともあります。また、発作が起きたときや、起こりそうなときに使う薬が「発作治療薬」でリリーバーとも呼ばれています。

### ○長期管理薬とは

治療のフローで紹介した薬は、長期管理薬に当てはまり、中でも中心的な薬が吸入ステロイド薬と長時間作用型β2刺激薬の合剤です。気道上の慢性的な炎症を抑えることを目的にベースとして使い、症状によっては、長時間作用型抗コリン薬や抗アレルギー薬などを追加して長期に使用します。

長期管理薬は症状がなくても、毎日服用しなければなりません。即効性が乏しく、ゆっくりと効果を発揮する薬だからです。症状がなくなると自己判断で薬の服用をやめてしまう人が多くいるのですが、長く続けなければ十分な効果が得られません。症状が出ていなくても、気道には炎症があるからです。自己判断で薬をやめることは、発作を繰り返し引き起こし、リモデリングになる可能性を高めます。

## ○発作治療薬とは

一方で、咳などの発作が起きたときに服用するのが発作治療薬です。吸入ステロイド薬と長時間作用型β2刺激薬の配合剤を毎日使用して、長期的にぜんそくコントロールをしていても、風邪やアレルゲン等の影響で、発作が起きてしまうこともあります。そのようなときに、咳や痰などの症状を止める目的で一時的に使います。発作治療薬は長期管理薬と違い、即効性があります。

主な発作治療薬は、「気管支拡張薬の短時間作用型β2刺激薬」です。長時間作用型のβ2

刺激薬とは違い、短時間で効果が表れます。よく使われている薬は「メプチン」などです。これらの薬は、気道を素早く広げて、呼吸を楽にしてくれます。吸入して5分以内に効果が感じられ、20分で最大の効果が表れる、非常に即効性の高い薬です。

　このように即効性があり、効果も高いことから、「発作が起きたら、気管支拡張薬（短時間作用型β2刺激薬）を使えば大丈夫」と考えて何度も使う人が出てきます。しかし、これはたいへん危険な考えです。気管支拡張薬（短時間作用型β2刺激薬）を繰り返し使っていると、動悸、手のふるえ、頻脈、心臓への負担などの副作用が出ます。何より、気管支拡張薬（短時間作用型β2刺激薬）に頼ることで、長期管理薬の服用がおろそかになり、気道の炎症が進行し、最悪の場合、大発作を引き起こしてしまう可能性も高まります。

　気管支拡張薬（短時間作用型β2刺激薬）は、使い方や頻度の制限を守らないとかえってぜんそくを悪化させてしまうので注意が必要です。あらかじめ医師からどんなときに、どのように使うか指示を得て、そのとおりに服用することが大切です。

　また、中発作以上の発作を起こしたときには、気管支拡張薬（短時間作用型β2刺激薬）と一緒に内服ステロイド薬を使う場合もあります。内服ステロイド薬を服用することでその後のさらなる急激な悪化を防ぐことができます。ただし、内服ステロイド薬に伴う重篤な副作用も懸念されるので使用方法についてはあらかじめ主治医と相談しておく必要があります。

いずれにせよ、気管支拡張薬（短時間作用型β2刺激薬）や内服ステロイド薬の使用回数が増えるということは、そもそも平常時のぜんそくコントロールがうまくいっていないということです。早めに医師と治療について相談することが必要です。

ぜんそくの薬はこのように多種多様で、ぜんそくの症状に合わせて最適な薬を選ぶことが大切です。ずっと同じ薬を同じ量だけ服用し続けるのではなく、状態に応じて、薬の種類や量、頻度を調整することがコントロールにつながります。

## 吸入ステロイド薬は怖い薬じゃない

吸入ステロイド薬をきちんと医師の指示どおり吸わない人はひょっとしたら心のどこかで、吸入ステロイド薬は怖いと思っているのかもしれません。

実は、ステロイド薬を吸入することに抵抗を感じている人は多くいます。ステロイド薬と聞くとまず思い浮かぶのが「副作用が強い」ということのようです。ぜんそくは生涯にわたって付き合っていく病気ですから、治療をするということは、長期間にわたってステロイド薬を吸入することになります。すると、「そんなに長い期間、吸入ステロイド薬を服用しても本当に大丈夫なのだろうか」と不安になります。この不安が治療の中断につながったり、吸入するにしても回数や量を減らしてしまったりという行動につながっているように感じます。

しかし、吸入ステロイド薬は、正しく使用すれば、非常に安全で副作用の心配もほとんどありません。吸入ステロイド薬の最大の利点は、炎症を抑えるステロイド薬を口から吸い込んで、直接、気道に届けられることです。そのため、内服薬（飲み薬）に比べて、ステロイドの量を大幅に減らすことができ、全身への影響を最小限に抑えられるのです。

ステロイド薬は、投与方法によって点滴、内服（飲み薬）、軟膏（ぬり薬）、吸入の４つのカテゴリーに分けられます。

多くの人は、これらの投与方法を区別することなく、すべて同じ副作用があると思い込んでいます。しかし、それはまったくの誤解です。全身に大きな副作用を及ぼすのは、「点滴」と「内服」の形態だけです。この２つを総称して「全身性ステロイド薬」と呼びます。「全身性ステロイド薬」の場合は、使用期間が短期か長期にかかわらず、血液に運ばれて全身に作用するため、症状のない部位にまで影響が出て、さまざまな副作用が表れます。

### ○経口ステロイド薬（全身性）の使用による副作用

・短期使用の副作用

食欲増進／体重増加／にきび／気分障害

・長期使用の副作用（３カ月以上）

体重増加／皮膚菲薄化／筋力低下／クッシング症候群／糖尿病／骨粗鬆症／緑内障／高血圧／創傷治癒の遅延／小児の発育障害／感染リスクの上昇／胃炎／胃潰瘍／消化管出血

全身性ステロイド薬は、このようにさまざまな合併症を発症するリスクがあります。よく使われる内服ステロイド薬「プレドニン」を、１錠５㎎飲むだけで、感染症にかかりやすくなり、骨粗鬆症も進行していきます。２錠10㎎飲むと糖尿病になりやすくなりますし、白内障も進行します。さらには、精神疾患も進行していくことがあります。ステロイド性鬱と呼ばれるものです。全身性ステロイド薬を漫然と使うことは、極力、避けなければいけません。

一方で、軟膏や吸入のステロイド薬は全身ではなく、使用した部位にのみ作用し、それ以外の部位にはほとんど吸収されません。軟膏は、症状の出ている一部の皮膚に塗るだけですし、吸入ステロイド薬は吸入することで気管支や肺に直接作用してくれます。

また、ぜんそくで使う吸入ステロイド薬の量は非常に少ないため、点滴や内服薬に比べて副作用のリスクは格段に低くなります。

例えば、前述したとおり内服薬「プレドニン」には1錠5㎎のステロイドが含まれており、1回に3～4錠服用するケースが多く、15～20㎎のステロイドを服用することになります。一方、吸入ステロイド薬の1回の投与量に含まれるステロイド量はわずか100～200μgです。1㎎の1000分の1の単位になるのです。内服薬と比べて非常に微量であることが分かると思います。量が非常に少ないので長期間使用しても、副作用はほぼありません。

ぜんそくの治療で使うのは、基本的に副作用がほとんどない「吸入ステロイド薬」です。しかし、治療を中断するなどしてコントロール不良やリモデリングになった場合は、点滴や内服ステロイド薬を使わざるを得なくなり、大発作が起きたときには全身性ステロイド薬で発作を抑えることになります。つまり、ぜんそくの症状がコントロールできないケースに限って点滴や内服ステロイド薬が使用されるのです。点滴や内服ステロイド薬の副作用は、非常に怖いものです。しかし、吸入ステロイド薬まで「怖い」と誤解したままだと、「使いたくない」という気持ちが勝り、しっかり治療ができなくなります。その結果、本当に怖い内服や点滴のステロイド薬を継続的に使わなければならなくなってしまうのです。全身性ステロイド薬が必要になるまで重症化させないためにも、吸入ステロイド薬をしっかり使う必要があるのです。

ところで、ステロイドを怖いといって遠ざける人もいれば、逆に内服ステロイド薬の効果が即効性に優れていることから、内服ステロイド薬に依存してしまう人もいます。

**全身性ステロイド薬と合併症発現リスク**

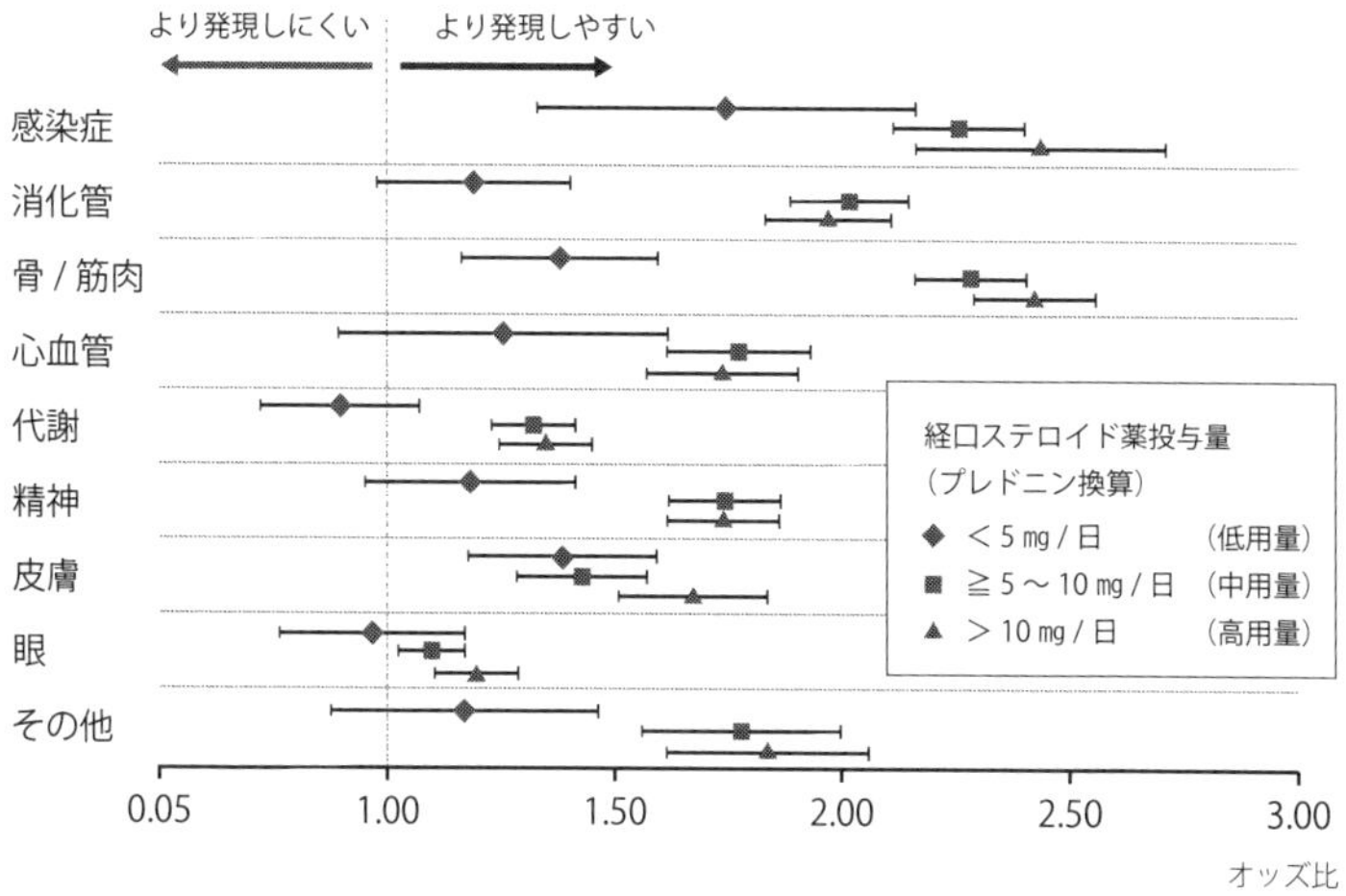


内服ステロイド薬はぜんそくの発作を止めるのに、てきめんの効果を現します。薬自体の費用も高くありません。そのため、重症の発作が起きても、「内服ステロイド薬を服用すれば大丈夫」「内服ステロイド薬でなんとかなるだろう」と考える人が出てきます。そのような人は、毎日服用する吸入ステロイド薬の治療をおろそかにしています。

長期的なリスクの回避より、目の前にある症状を止めさえすればいいと考えてしまうのですが、これは非常に困ったことです。全身性ステロイド薬の副作用はたいへん重いからこそ、全身性ステロイド薬になるべく頼る治療にならないように、吸入ステロイド薬をしっかり吸入してほしいのです。

## 吸入ステロイド薬を服用したあとはうがいをする

吸入ステロイド薬の副作用はほとんどありませんが、一つだけ気をつけてほしいことがあります。それは口の中のケアです。吸入したあとは毎回、うがいをすることが必要です。吸入後は、口の中にステロイド薬が残っている可能性があるからです。口の中にステロイド薬が残ってしまうと、粘膜に作用して口の中が荒れたり、口内炎ができたりするなど、違和感が生じます。声が嗄《か》れたり、真菌（カビ）が繁殖し口腔内カンジダ症になったりする場合もあります。

しかし、きちんと毎回うがいをしていれば、口の中にステロイド薬が残ることはほとんどありません。うがいの目安としては、ガラガラうがいを3回、クチュクチュうがいを3回の合計6回です。これでしっかり流すことができます。

高齢者や小さな子どもで、うがいを上手にすることが難しい場合は、吸入後にできる限りのうがいを行ったあとに食事をすることで声がれなどの副作用軽減につながります。また、吸入する前に少し口の中を湿らせておくと、薬が口に残りにくくなります。

万が一、口の中が荒れたり、声が嗄れたりしてしまったとしても重大な障害につながるといったようなものではありません。カンジダ症も薬で治療が可能です。それでも副作用が心配だという場合は、薬の種類を変更することで副作用を抑えられることもあります。とにかく、「うがいができないから」または、「口の中に残るのが怖いから」といった理由で吸入をやめてはいけません。吸入ステロイド薬の治療について正しい知識を学べば、必要以上に恐怖を感じることなく、治療に取り組めるはずです。

## 症状がコントロールできたら何がしたい？

患者の中には毎日の吸入を忘れてしまう人や、一度、吸入ステロイド薬の治療をしたけれど症状が治まったのでもう何もしていないという人がいます。

うっかり忘れのケース、それほど必要性を感じず、「たまにしない日があってもいいだろう」と意識的にスキップしたケース。もしくは、「きちんと吸入したほうがいい」と理解していても、日々の忙しさや面倒くささから、後回しにしてしまったケース。その結果、吸入することをすっかりやめてしまったケースなど、さまざまです。毎日していた吸入が1週間に数回になって、それが2週間に数回になって、1カ月に1回になり、最終的にまったく吸入をしなくなったという人をよく見かけます。回数を減らしても、症状としては変化がなければ、「なんだ、大丈夫じゃないか」と安心してしまうのです。

しかし、医師から処方された薬の量や回数を守っていなければ、ぜんそくのコントロールは確実にうまくいかなくなります。症状は出ていなくても気道の炎症は静かに進行しているので、いずれ症状が出てきます。とにかく、症状が出るときだけ薬を使い、落ち着いたら薬をやめるというのはいちばん避けてほしい行動です。気道の炎症を進行させ、リモデリング化を加速させます。このような悪循環からは、一刻も早く抜け出す必要があります。

継続することが難しい服薬ですが、目先のことだけを考えるのではなく、将来のことを考え、想像することができれば、継続がしやすくなります。

私はよく患者に「あなたがしたいことはなんですか?」と聞いています。今すぐしたいことでも、10年後や20年後の目標でもなんでも構いません。仕事のこと、趣味のこと、日常のささいなこと、どんなことでもいいので、教えてくださいと尋ねます。

次に尋ねるのは、「そのしたいことを叶えるにはどうしたらいいと思いますか?」という問いです。すると、「お金を貯める必要がありますね」「いろんな経験を積むことでしょうか」「もっと筋トレやトレーニングをしなければなりませんね」など、さまざまな答えが返ってきます。そんなやり取りを重ねるうちに、どんな状態なら実現できるかを患者自身が具体的に考えるようになり、多くの人が「咳や息苦しさといったぜんそくの症状がない状態がずっと続いていることですね」と答えてくれます。私が、「その状態を実現するには、服薬を継続することなのですよ」と伝えると、「ぜんそくをしっかりコントロールしたい」「コントロールするためにもぜんそくのことをもっと理解したい」と、とても前向きな返事をしてくれます。

毎日の治療をしっかり行えば、確実に症状は改善します。気道の炎症を正常な状態に近づけ、その状態を保つことができれば、ささいな刺激ではもう発作が起きにくくなります。たとえ起きたとしても、重症化せずに軽く済みます。そうして、したいことにもチャレンジできたら、自信につながります。手応えを感じれば、より治療に対しても積極的に取り組めるようになります。

## 服薬を継続するコツ

次に、具体的に服薬を継続するコツや工夫についてです。

薬の服用を日常に落とし込むことが必要になっていきます。一つは吸入するタイミングです。私のクリニックの患者がよく行っているのは、吸入器を洗面台に置いて歯磨きや顔を洗う際に、吸入するというものです。この方法なら、歯磨きをするときに決して忘れませんし、「吸入器が見当たらない！」といったこともなくなります。歯磨きは子どもの頃から習慣化されていて、朝と夜の2回、ほとんどの人が忘れずにしています。ぜんそくの吸入も歯磨きと同じくらい日常の中に落とし込めたら、もう成功したも同然です。ほかにも、「吸入器を食器棚に置いて食事の前に吸入する」、また、「ベッドや枕元に置いて朝起きたらすぐ吸入する」など、毎日行う行動に、「吸入する」という行動を結びつけることは、吸入を習慣化するのに欠かせない工夫です。

とはいえ、人それぞれに生活スタイルがあります。仕事で朝が早い人は、朝の時間に吸入することは手間に感じやすくなります。吸入の仕方も雑になりがちです。また、子どもが小さかったり、家族のお弁当を作らないといけなかったりする人にとっては、朝はまさにバタバタした時間帯です。朝食を食べる前に吸入しようと食卓に置いていたとしても、「結局、吸入する時間がなかった！」なんてこともあり得ます。そういう人は、無理して朝に吸おうとせず、お昼に吸入しても構いません。各自の生活にあった服用タイミングを考えることが大切です。自分のライフスタイルに合わせて、吸いやすい時間を設定するのです。

このような工夫で服用を習慣化する努力をする一方、「なぜ、薬を毎日服用しなければならないのか」というぜんそく治療の本質を理解し、その重要性を自覚することも必要です。「自分が使っている薬にはどのような効果があるのか」「吸入しなければ、どのようなリスクがあるのか」。それらをしっかりと理解し、納得したうえで服用を続けることです。毎日吸入することで、症状を抑えることができれば、自分の叶えたい夢やチャレンジしたい目標に向かって取り組めます。自分が思い描く生活に近づけるのです。そのことに希望をもって取り組んでほしいと思います。

## 3割の治療継続者の共通点

7割の人がぜんそくの治療を途中でやめてしまう一方で3割の人は治療を継続しています。私のクリニックに通院している人を見ていると、ある共通点が浮かび上がってきました。

一つは、やはり真面目な人です。自分がなぜ薬を服用しなければならないのかを深く理解して、実行に移しています。もともと、コツコツ続けることが得意な人、それがあまり苦にはならない人です。

もう一つは、過去にぜんそくの発作で苦しんだ経験がある人です。その記憶が強い動機づけになっているように思います。

例えば、ある男性は風邪をこじらせ、咳が止まらなくなってしまいました。大発作に近い症状です。まるで空気が途切れたかのような感覚に陥り、胸が締めつけられて、「これからどうなってしまうんだろう」という恐怖で動けなくなったといいます。この人は症状が出るときだけ薬を吸入する、ということを繰り返していました。しかし、「二度とあのような発作を経験したくない」という思いで、今は定期的な通院を怠らず、毎日欠かさずに吸入に取り組んでいます。

また、ある女性は夜になると2時間ごとに咳が激しくなり、十分な睡眠を取れない日々を過ごしていました。吸入薬が切れていたのですが、仕事の繁忙期であり、重要なプロジェクトを任されている最中でもありました。「プロジェクトが終わったらクリニックに行こう」と考えていたそうです。しかし、咳と睡眠不足のために集中力が低下し、普段はしないような大きなミスをして、プロジェクトは失敗に終わってしまいました。彼女は、日常的なぜんそくコントロールの重要性を痛感したといいます。それ以来、少しでも調子が悪いと感じたら通院を最優先にし、薬が切れないように気をつけながら、毎日吸入に取り組んでいます。

これらの事例は、吸入を毎日続けていなければ、どんなことが起きるかということを示してくれています。ぜんそくの発作は予期せぬときに発生し、体への負担も大きく、日常生活に多大な影響を及ぼします。日々の服薬はぜんそく患者にとって、単なる習慣やルーティンにとどまりません。健康を守り、生活の質を維持するための重要な行為なのです。

紹介したこの2人は、苦しみや失敗を経験してから治療への姿勢を改めましたが、不要な苦しみをわざわざ味わう必要はありません。

ただ、吸入薬を真面目に続けていたにもかかわらず、風邪やインフルエンザをきっかけに発作が起きてしまうこともあります。「ちゃんと吸入していたのに……」と落胆してしまう人もいますが、深く落ち込む必要はありません。たとえ発作が起きたとしても、薬を継続していない場合と比べれば、重症度は確実に軽減されています。「この程度で済んでよかった」と前向きにとらえることが大切です。この状況はワクチン接種に似ています。インフルエンザのワクチンを受けても感染することがあります。しかし、ワクチン接種をすることで重症化することは防げています。発作が起きてしまったことは残念ですが、重症化せずに済んだことを、治療の成果として喜ぶべきなのです。

## 服薬を継続するポイント

**・コントロールが良好になったら何がしたいかを考える**

服薬を継続する目的は、症状をなくしていろいろなことに挑戦できるようになることです。そのためにも自分が挑戦したいことや将来の夢などを考えます。

**・服薬を日常ルーティンに組み込む**

洗面台や食事のテーブル、ベッドサイドなどに薬を置き、日常の習慣と服用を結びつけて、飲み忘れを防ぎます。

**・自分に合った服用タイミングを見つける**

朝に時間が取れない場合は、昼や夜に吸入しても構いません。自分のライフスタイルに合わせた服用タイミングを設定します。

**・意識の変化を促す**

自分がなぜ薬を服用しなければならないのかを理解し、その重要性を自覚します。服用することがストレスにならないように気をつけつつ、症状が改善される将来像をイメージすることで、モチベーションを保ちます。

## 医師とのコミュニケーションで大切なこと

ぜんそく治療の継続においては、主治医とのコミュニケーションが欠かせません。ぜんそく患者は定期的に通院して、医師に状態の把握や薬の調整をしてもらいます。数週間前、数カ月前に通院したときから状態がどのように変化したのかを伝えるのは患者の役割です。「特に変わりはありませんでした」と答える人が多いのですが、よくよく聞くと、「そういえば、発作が出たときがありました」と答えが変わる人もいます。限られた診察時間の中で数週間前のことや数カ月前のことをすべて伝えるのは確かに難しいことです。しかし、患者からの報告を頼りに、医師は薬の効果を判断し、次の治療薬を検討します。ぜんそく治療においては、患者が自分自身の状態を医師とどれだけ共有できるかがカギになります。その情報が治療方針に大きく影響しますので、定期通院の前には、ＡＣＴなども利用し、主治医に伝えることを整理しておくことです。

また、症状の報告だけでなく、治療に関する疑問があればなんでも質問することです。初めてぜんそくと診断されたときに詳しく説明を受けていると思います。しかし、時間が経つにつれて、忘れていることもあります。診察のときには分かったつもりでいても、自宅に帰ってから質問したいことが思い浮かぶこともあります。「どうして薬を続けないといけないのですか」「薬を中断したらどんなことが起きるのですか」「突然、ぜんそくになるって、普通にあるものなのですか」「こんなに元気で過ごしているのですが、本当にまだぜんそくなのでしょうか」。このように、どんなことでも構いません。ほかにも、専門用語が出てきて分かりにくければ、「すみません、難しくて分からなかったです。簡単に言うと、どういうことなのでしょうか」「今の説明はこういうことで理解は合っていますか」などと伝えれば、あいまいにならなくて済みます。

質問は、医師と患者の間のコミュニケーションを深めてくれます。医師も「この患者はこの部分の理解が足りていなかったのだな。これからは都度、説明を補足するようにしよう」などと、その人に合った対応ができるようになります。場合によっては、より適した薬に変更する提案が医師から出てくることもあります。

仕事をするうえでビジネスパートナーとの関係が大切なように、ぜんそく治療において患者のパートナーである主治医との関係は大切です。しっかり質問して、コミュニケーションを深めていくとよいと思います。

主治医とのコミュニケーション：

・定期通院の前に主治医に伝えることを整理しておきます。
・疑問や不明点は、納得ができるまで積極的に質問します。質問を重ねることで医師とのコミュニケーションが築きやすくなります。

## 重症の患者に向けた生物学的製剤

ぜんそく患者は日本に約１０００万人いるといわれていますが、そのうち重症ぜんそくの割合は５〜10％で約50万〜１００万人です。

ぜんそくの基本治療を十分に行っても、ぜんそくのコントロールが得られない難治性ぜんそくが１割程度存在するのです。そのような患者に対しては、これまでは内服ステロイド薬や点滴ステロイド薬など、副作用の強い全身性ステロイド剤を適応させざるを得ませんでした。全身性ステロイド薬の副作用は、非常に多岐にわたります。常用することはなんとしてでも避けたいものですが、ほかに方法がなかったのです。

しかし、医療の進歩により、生物学的製剤と呼ばれる薬が開発されるようになりました。一般的な医薬品は化学的に合成された物質をもとに作られますが、生物学的製剤は最先端のバイオテクノロジー技術である遺伝子組み換え技術や細胞培養によって作られた抗体を利用しています。

ぜんそく治療で初めて生物学的製剤が上市されたのは２００９年で、オマリズマブ（商品名：ゾレア）という薬です。その後、２０１６年にメポリズマブ（商品名：ヌーカラ）、２０１８年にベンラリズマブ（商品名：ファセンラ）、２０１９年にデュピルマブ（商品名：デュピクセント）、２０２２年にテゼペルマブ（商品名：テゼスパイア）が登場し、現在は５種の生物学的製剤が使えるようになっています。吸入ステロイド薬が十分に効かず、全身性ステロイド薬を常用するほかなかった重症のぜんそく患者にとって、新たな治療の選択肢となり、効果が期待できる画期的な薬です。

生物学的製剤は吸入薬ではなく、注射薬となります。種類によって異なりますが、およそ月に１～２回程度の頻度で継続して注射をすることが必要になります。注射を打つ場所は腕やお腹、太ももなど主治医と相談して決めます。私のクリニックでは最初の2カ月は通院をしてもらって注射をし、経過を観察します。ヌーカラ、デュピクセント、テゼスパイアは可能な限り指導をして在宅で自己注射をできるようにしてもらっています。自己注射ができるようになれば、患者の通院や経済的な負担も減らすことができます。

生物学的製剤の特徴は、直接、特定の物質の働き等を阻害することで炎症を抑えられることです。生物学的製剤では、炎症の原因となる炎症性サイトカインのＩｇＥ・ＩＬ－5、ＩＬ－4やＩＬ－13、ＴＳＬＰなどの物質を直接制御することができ、気道の平滑筋の収縮を予防することができます。生物学的製剤によって、働きを阻害する物質がそれぞれ違うので、薬ごとに対象となるぜんそくタイプも異なってきます。

## 生物学的製剤の種類

**・オマリズマブ（商品名：ゾレア）：抗ＩｇＥ抗体製剤**

ゾレアがアレルギーを引き起こす抗体のＩｇＥと結合することで、ＩｇＥがマスト細胞と結合できなくなり、アレルギー反応を起こさせなくします。アレルギー反応を起こさせないことで、気道に炎症が起きることを抑制します。花粉症などのアレルギー症状も和らげます。

**・メポリズマブ（商品名：ヌーカラ）：抗ＩＬ－５抗体製剤**

**・ベンラリズマブ（商品名：ファセンラ）：抗ＩＬ－５受容体α抗体製剤**

好酸球の働きを活性化するＩＬ－５（インターロイキン５）に直接作用、ＩＬ－５の受容体に作用し、好酸球の活性を抑え、炎症が起きるのを防ぎます。好酸球数が高く、好酸球性炎症が主体のぜんそくの人に効果が高くなります。

**・デュピルマブ（商品名：デュピクセント）：抗ＩＬ－４／ＩＬ－13受容体抗体製剤**

ＩＬ－４とＩＬ－13の働きを阻害します。ぜんそくと合併することの多いアトピー性皮膚炎や副鼻腔炎の症状も和らげます。

**・テゼペルマブ（商品名：テゼスパイア）：抗ＴＳＬＰ抗体製剤**

炎症経路の上流に位置するＴＳＬＰ（特異的ヒト胸腺間質性リンパ球新生因子）に作用し、炎症が起きるのを防ぎます。

例えば、花粉、ハウスダストやダニ、カビ、また動物に関してアレルギーをもっている人には「ゾレア」が有効です。重症ぜんそく患者の6割に効果があったという報告もあります。血液検査で血清中総ＩｇＥ値が30以上が適用の目安です。

好酸球が多い人には、「ヌーカラ」「ファセンラ」が適用になります。白血球中の好酸球数の数値が高ければ高いほど、これらの薬の効果があることが分かっており、高い効果が期待できます。具体的には好酸球数が１５０以上の場合、適用の目安となります。

また、アトピー性皮膚炎や副鼻腔炎などを合併している人には、「デュピクセント」が有用です。

このようにぜんそくのタイプや症状に特徴がある人にとって生物学的製剤は非常に有効で、劇的な改善が見られます。ただ、重篤な副作用もほぼなく、適合すれば劇的な効果が期待できる治療ですが、デメリットは非常に高額であることです。ヌーカラは１本約16万円です。保険適用の治療ですので、３割負担になりますが、それでも約５万円と高額です。医療費控除や高額療養費制度などを利用することで、費用負担を減らすことができますが、「これほど高額な薬を使い続けることはできない」と経済的な面から治療に踏み切るのを躊躇してしまう人も多いのが現状です。

また、まだ取り扱いがある病院やクリニックは限られています。通院するとしても遠方になることが多く、大きな病院では待ち時間も長くなります。生物学的製剤の治療を受けるには、ハードルが高いのです。

しかし、治療にかかる費用や通院の困難さを考慮しても、治療によって得られる効果は何にも代えがたいものです。もし、生物学的製剤の治療にトライしたものの、費用ほどの効果を感じられない場合や改善が見られないときは、違う種類の製剤を試すこともできますし、生物学

## 臨床現場において使用可能な生物学的製剤

| | ゾレア<br>omalizumab | ヌーカラ<br>mepolizumab | ファセンラ<br>benralizumab | デュピクセント<br>dupilumab | テゼスパイア<br>Tezepelumab |
|---|---|---|---|---|---|
| 販売元 | ノバルティス<br>ファーマ | グラクソスミス<br>クライン | アストラゼネカ | サノフィ | アストラゼネカ |
| 作用機序 | 抗 IgE<br>モノクローナル抗体 | 抗 IL-5<br>モノクローナル抗体 | 抗 IL-5 受容体α<br>モノクローナル抗体 | 抗 IL-4/IL-13 受容体<br>モノクローナル抗体 | 抗 TSLP 抗体 |
| 用法 | 2～4週間毎<br>皮下注射 | 4週間毎<br>皮下注射 | 8週間毎<br>（初めの3回は4週毎）<br>皮下注射 | 2週間毎<br>皮下注射 | 4週間毎<br>皮下注射 |
| 用量 | 血清総 IgE 値 / 体<br>重に合わせて調整 | 100mg固定用量 | 30mg/10mg | 300mg固定用量<br>（初回のみ600mg） | 210mg |
| 剤形 | シリンジ製剤 | シリンジ製剤<br>ペン型注射製剤 | シリンジ製剤 | シリンジ製剤<br>ペン型注射製剤 | シリンジ製剤<br>ペン型注射製剤 |
| ぜんそく以外の適応疾患 | 花粉症<br>特発性の慢性蕁麻疹 | 好酸球性多発血管炎性肉芽腫症（EGPA） | なし | アトピー性皮膚炎<br>鼻茸を伴う慢性副鼻腔炎 | なし |
| 小児ぜんそく適応 | 6歳以上 | 6歳以上 | 6歳以上 | 12歳以上 | 12歳以上 |
| バイオマーカー | 総 IgE 値 | 好酸球数 | 好酸球数 | 呼気 NO 値 | 総 IgE 呼気 NO 値<br>好酸球数 |

## 生物学的製剤の価格一覧

| 一般名 | オマリズマブ | メポリズマブ | ベンラリズマブ | デュピルマブ | テゼペルマブ |
|---|---|---|---|---|---|
| 製造販売 | ノバルティス | グラクソ | アストラゼネカ | サノフィ | アストラゼネカ |
| 作用機序 | 抗 IgE 抗体 | 抗 IL-5 抗体 | 抗 IL-5 受容体α抗体 | 抗 IL-4/13 受容体抗体 | 抗 TSLP 抗体 |
| 原価 | 150 mgで<br>21,786円～※ | 159,891円 | 319,342円 | 61,714円 | 178,182円 |
| 発売 | 2009年3月 | 2016年6月 | 2018年4月 | 2019年3月 | 2022年11月 |

※投与量は体重、総 IgE 値によって算出されるためコストは個々によって異なる

的製剤の治療をやめることもできます。ただ、ほとんどの患者が、生物学的治療の効果を実感し、治療の継続を望まれています。

生物学的製剤の使用を検討する目安としては、ステロイド薬を毎日服用しなければならない場合はもちろんですが、1年に2回以上ステロイド薬の内服を必要とする発作がある場合も適応となります。風邪をひくとぜんそく発作にいつもなってしまい夜間咳で不眠となり日常生活がままならなくなったりしている患者や、何をするにしてもぜんそくの発作がいつ起こるか分からない恐怖を抱えている患者です。私はこれまで治療に行き詰まっている患者たちが、生物学的製剤を用いて劇的に改善する様子をたくさん見てきました。

特に印象に残っているのはある70代の女性です。この患者はぜんそくの発作が非常にひどく、飛行機に乗ることができませんでした。飛行機での気圧変動ですら発作のトリガーになってしまっていたのです。そのため、空の旅は常に「ゴホゴホ、ゴホゴホ」と止まらない咳の発作との闘いでした。苦しいのはもちろん、周囲からも怪訝《けげん》そうな視線を向けられます。次第に飛行機は使わないようになり、旅行にも行かないようになりました。行動範囲が随分と狭くなったといいます。しかし、生物学的製剤の治療を受けたあと、この患者はなんとオーストラリア旅行を実現したのです。日本からオーストラリアまでの飛行時間は、8～10時間です。その間、一度も咳き込むことなく旅ができたとうれしそうに報告してくれました。

彼女は「治療をするかどうか迷ったが、治療に踏み切って本当に良かった。人生が変わりました」と喜んでいました。「これまでできなかったことができるようになることがこんなにうれしいとは思わなかった。人生を諦めていたが、これからの楽しみが増えました」と目を輝かせていました。

また、別の70代の男性患者にも劇的な変化がありました。彼は、ぜんそくだけでなく好酸球性副鼻腔炎を合併しており、60年近く味覚や嗅覚がほぼない状態で生活していました。しかし、生物学的製剤の治療を始めてからわずか1カ月で、彼の味覚も嗅覚も劇的に回復したのです。60年感じることがなかった味や匂いを体験し、とても喜んでいました。「これまでの60年間はいったいなんだったのだろう。もっと早くこの治療に出合っていたら」と感慨深げに語ってくれました。彼にとっての生物学的製剤は、単なる治療を超えて、人生に香りや味わいをもたらし、人生をより豊かにする転機となったのです。

これほどの効果が期待できる治療ですが、どうしても注射がイヤだという人もいます。最初の2カ月は月に1~2回程度通院して注射を打たなければなりません。生物学的製剤の種類によっては、一度に4カ所打つ必要があるものもあります。しかし、最初は抵抗を感じるかもしれませんが、ほとんどの患者が次第に慣れていきます。注射への抵抗感と実際に治療後に症状が改善された生活のしやすさを比較すると、圧倒的に得られるメリットのほうが大きいからです。私のクリニックでは、11歳の男の子も生物学的製剤の治療をしています。おそらく患者の中でもいちばん注射を嫌がっていたのがこの男の子だったと思います。最初は泣きそうな表情を浮かべていましたが、今ではイヤがるそぶりを見せず平気で注射を受けています。そして、ほかの健康な子どもとほぼ変わらない生活ができている様子を見て、私は彼に生物学的製剤の治療を提供することができて良かったと心から思っています。

生物学的製剤は吸入ステロイド薬の治療では改善が見られない難治性のぜんそくの人に希望を与え、彼らの日常生活の質を大きく向上させる可能性を秘めています。

難治性ぜんそくで苦しむ患者が、遠い病院へ通い、長時間待つのはたいへんつらいことです。私はそのような患者こそ、町中の通いやすいクリニックで、長時間待つことなく治療を受けてほしいという思いで、生物学的製剤の治療を提供してきました。病院勤務時代から重症のぜんそく患者の治療に数多く携わり、多くの生物学的製剤の治療を経験してきたからできることではありますが、ぜんそく患者が増えるなか、生物学的製剤の治療ができるクリニックが増えることを願っています。

## 気管支サーモプラスティでぜんそく症状を抑える

難治性ぜんそく患者へのもう一つの治療方法として、内視鏡で行う気道を広くする手術「気管支サーモプラスティ」があります。

リモデリングが進み、気道の平滑筋が肥大化して気道内部が狭くなっている人や、ぜんそくが悪化して日常生活を送ることが非常に制限されている人に対して効果的な治療法となります。生物学的製剤の治療が適用されなかった重症の患者に提案されるケースがあります。

というのも生物学的製剤の「ヌーカラ」は、好酸球数値が高い人に効果がありますが、好酸球数値が低い人には適していません。「ゾレア」も花粉やダニ、ハウスダストなどアレルギー症状のある人に有効ですがそうでない人には効果が期待できません。このように生物学的製剤に適しない人に対しては「気管支サーモプラスティ」が選択肢として考慮されます。

気管支サーモプラスティでは、気道の中に内視鏡を入れ、肥大化している平滑筋の筋肉を約60度の低温で直接焼きます。この処置により、筋肉の異常収縮を抑えられ、気道の幅を広くすることができるのです。空気の通り道が広がることで、呼吸困難などのぜんそくの症状が緩和されます。手術後は一定期間、気道の幅が広がった状態が維持されます。

手術は場合によっては全身麻酔下で行われることもあります。手術は3回に分けて実施され、各回に1週間程度の入院が必要になるため、そういった意味では生物学的製剤の治療より、患者の体への負担はどうしても大きくなってしまいます。また、生物学的製剤の治療結果と比較すると、その効果はやや劣ります。そのため、まずは生物学的製剤での治療の適用を検討し、生物学的製剤の適用が不可能な場合の選択肢として考えるのが妥当です。

## アレルギー免疫療法

生物学的製剤、気管支サーモプラスティと新たな治療法を紹介してきましたが、このほかアレルゲン（アレルギーの原因物質）がはっきりしている患者に対してはアレルギー免疫療法が有効です。

アレルギー免疫療法は、アレルギーの症状を抑える対症療法ではなく、アレルギー体質を変える根本的な治療になります。

舌の下に少量のアレルゲンを投与し、アレルゲンに体を慣らしてアレルギー反応を緩和します。対象となるのは、スギ花粉やダニによるアレルギー性鼻炎の患者で、治療を行うにあたっては血液検査でアレルギーの診断を確定する必要があります。クラス2以上の反応を示す人がアレルゲン免疫療法の適用対象となります。

服用方法は1日1回で、アレルゲンとされるスギ花粉やダニアレルギー物質を含む錠剤を舌の下で1分ほど入れたあとに飲み込みます。「アレルギーなのに、そのアレルギー物質を口の中に入れるのですか！」と、驚かれる人が多いのですが、人間の体は少量のアレルゲンに毎日曝露されることで、逆に反応しにくくなるという特徴があります。空中に飛散している花粉やダニアレルギーにさらされたりしたとしても、反応しにくくなるのです。このように体のアレルゲンに対する反応（免疫反応）を変えることで、アレルギー反応を引き起こしにくくする治療法です。

この治療を3年から5年にわたって継続していきます。治療は毎日、錠剤をなめるだけで、比較的簡単に続けられます。治療期間が長くなればなるほど、その効果は高まります。人によって異なりますが、早ければ1年目から効果を実感できることもあります。例えば、スギ花粉の場合、治療を6月から11月の間に開始すると、翌年のシーズンにはすでに症状の改善を感じられることがあります。アレルギー症状は軽減、あるいは長い期間にわたって抑えられるようになります。

花粉症やダニアレルギーの強いぜんそく患者がアレルギー免疫療法でアレルギーへの反応を抑えることができれば、ぜんそくの症状を悪化するのも防ぐ可能性があり、花粉シーズンやダニの死骸が増える時期に咳が増えてぜんそくが悪化することが少なくなります。日常生活や仕事への影響をぐっと抑えることができます。

また、アレルギー免疫療法は、「アレルギーマーチ」を食い止めることができるともいわれています。「アレルギーマーチ」とは、一つのアレルギー症状からいろいろなアレルギー症状が出ることです。その様子をマーチ（行進曲）にたとえて「アレルギーマーチ」と呼んでいます。

例えば、乳幼児期の子どもは、乳児湿疹やオムツかぶれなどを起こします。きちんと対処していればよいのですが、そこにダニのアレルギー物質が付着してしまうと皮膚に炎症が伴うようになります。そうなるとその炎症は、アトピー性皮膚炎へと発展してしまいます。アトピー性皮膚炎を発症したときに、アトピー性皮膚炎の治療をしっかりコントロールできればよいのですが、失敗してしまうと、今度は、小児ぜんそくを発症します。そして、もし小児ぜんそくのコントロールも不十分になってしまうと、成人ぜんそくに発展したり、アレルギー性鼻炎やアレルギー性結膜炎になったりすることもあります。このようにして一つのアレルギーからどんどんどんどん次のアレルギーが引き起こされるのが「アレルギーマーチ」です。

「アレルギーマーチ」を起こさせないためにも、各時点でのアレルギー症状に対しては治療にきっちりと取り組むことが必要です。そして、アレルギー免疫療法はこの「アレルギーマーチ」

を断ち切る一つの手段にもなり得ると期待されているのです。

# 第4章

# ぜんそくを悪化させないための自己管理

## 生活習慣を見直して発作を抑える

# 血液検査でアレルゲンを知る

今や薬の開発や手術、免疫療法の登場などでぜんそく治療の選択肢は広がってきています。適切な治療を選択して継続できれば、ぜんそくはほぼコントロールができる時代です。しかし、実は薬や手術に頼るだけでは、ぜんそく治療は十分ではありません。

ぜんそくの発作を誘引するのは、外的因子と呼ばれるささいな刺激です。そのような刺激をできるだけ遠ざけることが必要です。いくら薬の治療を継続して気道の状態をよくしても、常に外的因子にさらされているようであれば、発作はまた起きてしまいます。そのためにも、どんなきっかけでぜんそくの症状が悪化するのかを把握することが大切です。ぜんそくの悪化要因を把握しておけば、予防方法が分かります。生活習慣を見直し、生活環境を整えるなどといった自己管理を徹底することで、薬の量を減らすことも可能になります。

ぜんそくには外的因子の一つであるアレルゲンが関わっていることが多くあるため、まずはアレルギー検査をしてアレルギーの有無やその程度を把握することが、ぜんそく診断や治療の助けになります。気道の炎症を悪化させているアレルゲンを突き止めることができれば、そのアレルゲン（アレルギーの要因となっている物質）を回避するだけでぜんそくの症状が改善することもあります。

アレルギー検査では、主に血液中のＩｇＥ抗体について調べます。アレルゲンを特定する「特異的ＩｇＥ検査」と、アレルギーの傾向をつかむための「総ＩｇＥ検査」があります。

アレルギー検査とは

・特異的ＩｇＥ検査
血液中のＩｇＥ抗体の種類と量を調べ、どのアレルゲンに対して抗体を持っているか（反応しているか）を調べることができます。

・総ＩｇＥ検査（非特異的ＩｇＥ検査）
血液中の非特異的ＩｇＥ抗体の量を調べることで、「アレルギー体質のレベル」を推定することができます。

結果は測定値に応じて、０～６の７段階のクラスで判定されます。０であれば陰性です。採血上はアレルギー反応はないということを意味します。１であれば疑陽性、２以上が陽性と見なされ、アレルゲンである可能性が高くなります。ダニやスギのアレルギー免疫療法が適応となるのは、クラスが2以上のものになります。クラスの数値が大きくなればなるほど、アレルギー反応が強く起こるアレルゲンであることが分かります。

アレルギー検査をするときは、事前に医師に生活環境をしっかり伝えて、測定するアレルゲンを決定してもらう必要があります。通常、動物アレルギーの検査項目はイヌやネコが一般的ですが、飼育しているペットがウサギやモルモットなどであれば、その特定の動物に対してもアレルゲンがないかどうかチェックすることが大切になります。私のクリニックでは基本的に小児は39項目、成人は16項目を調べる検査を採用していますが、そこに必要な項目を追加するようにしています。

**特異的IgE検査で調べることができるアレルゲン項目の一例**

| タイプ | 主要アレルゲン | 追加候補アレルゲン |
|---|---|---|
| ダニ | ヤケヒョウヒダニ | コナヒョウヒダニ |
| 花粉 | スギ | ヒノキ |
| | カモガヤ | ハンノキ |
| | ブタクサ | ギョウギシバ |
| | ヨモギ | オオアワガエリ |
| 真菌 | アスペルギルス | ペニシリウム |
| | アルテルナリア | カンジダ |
| | トリコフィトン | |
| 動物* | イヌ | ウサギ |
| | ネコ | 齧歯類 |
| その他 | ゴキブリ | ユスリカ |
| | ガ | |

* 飼育しているペットを追加することが最も重要

検査で調べられる項目は非常に多くあります。検査をすることで、思いもよらなかったアレルギーの原因が見つかるかもしれません。

## ダニ、カビ、害虫を避ける室内対策

ぜんそくを引き起こすアレルゲンの代表的なものがダニ、カビ、ゴキブリなどの害虫です。これらのアレルゲンが発生するのは室内で、すぐ対策できるものが多くあります。

### ○ダニ対策

ぜんそくを誘発するアレルゲンの中でも最も多いのは、ダニです。ダニ対策をきちんとできれば、ぜんそくの症状はかなり軽減されます。

ダニ対策を真っ先にするべき場所は、寝室です。理由は簡単で、人は一日のうち少なくとも4分の1の時間を寝室で過ごすからです。「ダニ対策をしましょう」というと、リビングのカーペットや畳の部屋を一生懸命に掃除したり、押し入れ掃除をしたりする人が多いのですが、まずは、寝室です。日中、仕事で会社勤務をしている人であれば、自宅のリビングで過ごす時間は意外と短いものです。それに比べて寝室は、毎日必ず一定時間過ごすことになります。寝室のダニ対策を徹底することが、ぜんそくの症状改善にとって最も効果的です。

寝室の中でも、ダニが多い場所は布団です。布団はできるものはすべて水洗いし、乾燥機にかけるようにします。「いつも天日干しをしているから大丈夫」と思っている人がいますが、残念ながら天日干しではダニは死滅しません。乾燥機で乾燥することが重要です。最後は掃除機をかけてダニの死骸を吸い取ります。

布団のダニ対策のポイントは3つです。「①水洗い②乾燥③掃除機がけ」という3ステップです。まず、水洗いをすることで、布団の中にいるダニをある程度、流すことができます。次に、流されずに布団内に残ったダニを乾燥機にかけます。ダニは熱に弱く、60℃以上の熱風によって死滅します。1時間、60℃以上で乾燥機にしっかりかけておけばすべて死んでしまいます。しかし、そのままではダニの死骸が布団の中に残ったままです。最後に、掃除機をかけてダニの死骸を取り除く必要があります。掃除機は特別なものや高級なものである必要はありません。一般的に家庭で使用している掃除機で十分、吸い込むことができます。掃除機にこだわるよりも、掃除機をかける頻度を増やすことが重要です。

ダニ対策で気をつけなければいけないことがあります。ダニアレルギーがいちばん強く出るのは、むしろダニが死んだあとです。ダニは死滅すると、死骸がバラバラになって１００以上もの細かいアレルギー物質に変化するといわれています。小さなダニが死滅してさらに細かくバラバラになり、空気中に拡散しやすくなり、より吸い込みやすくなってしまいます。ダニの死骸が布団の中に蓄積することを防ぐためにも、掃除機をかける頻度をぜひ増やしてほしいと思います。

　掃除機をかけることが難しく、どうしても面倒だという場合は、乾燥機をかけてからもう一度水洗いをするという方法もあります。水洗いをすることで死骸を洗い流すことができるからです。しかし、その場合は、また乾かす手間が発生してしまいます。やはり基本は「①水洗い②乾燥③掃除機がけ」を一つのサイクルとして、定期的に繰り返して行う、ということになります。この頻度ですが、できれば週1回を目指してほしいところです。「そんなの無理だ！」と思ったかもしれません。しかし、頻度を増やせば増やすほど、ダニはいなくなり、ぜんそくの症状の改善につながります。確かに大変ですが、「布団に特化」してダニ対策を徹底するだけで、ダニアレルギーが強かった人は、これまで出ていた症状がぐっと軽くなるはずです。

　最近は、防ダニシーツなどのダニ対策の寝具も販売されています。きめが細かく編んである布団の中でダニが繁殖しても、シーツの外側にはアレルギー物質が出てこないようになっています。

　また、ダニは気温20℃前後で、湿度が70％程度の環境を好み、カーペットやカーテン、ソファやぬいぐるみなどの布製品を棲《す》み処《か》としています。そのため、ぜんそくの人は、寝室には床がフローリングの部屋を選び、カーペットやラグなどは敷かないことが基本です。カーテンを使っている場合は、洗濯回数を増やすか、カーテンの代わりにブラインドを使うなど、布以外のものの設置を検討します。ソファは布製ではなくビニール製や革製に代え、ぬいぐるみなどを置いている場合は撤去します。布製品を寝室に置いているのは、ダニに巣をわざわざ用意してあげているのと同じなのです。

ダニが大量に発生するのは6月から8月です。人のフケや抜け毛、カビなどを餌に増殖します。秋になるとそのダニが大量に死滅し、死骸がハウスダストの中にたくさん含まれることになります。そのため、秋は特に要注意です。

### ○カビ対策

カビも注意が必要です。古い家屋や木造建築だと、カビの発生が危惧されます。

カビが発生するのは湿気の多いところです。発生させないためには、風通しを良くして換気を十分に行うことです。特に湿気がたまりやすい風呂、台所、トイレは、こまめに窓を開けるようにします。窓を開けることで、室内に滞っていたカビやほこりを外に追い出すことができます。

また、畳や押し入れの中も日頃からしっかり管理をしていないとカビが生えていることがありますので注意が必要です。冬になって押し入れにしまい込んでいた布団を取り出して使う場合は、必ず先に洗濯をします。

シーズン前のエアコンの掃除も特にしっかりする必要があります。フィルターをこまめに掃除することで、カビやほこりが空気中に舞い上がるのを防ぐことができます。

カビが発生しやすい意外な場所としては、家の中の観葉植物が挙げられます。癒やしやインテリアの効果もありますから、室内に置いている人もいると思いますが、葉や土にはカビが発生しやすくなります。思い切って置かないようにするという判断も大切です。

また、カビがたまりやすい場所を掃除するときは、カビを吸い込まないように換気を十分行い、メガネやマスクをつけると安心です。

## ○害虫対策

害虫対策も必要です。日本の場合は、「ゴキブリ」と「ガ」が特に要注意です。ゴキブリはなんとなくイメージがつきやすいかと思いますが、侮ってはいけないのは「ガ」です。ガの話をすると、患者はガなんて周りにいないのに……と口をそろえていいますが、アレルギー検査のガは、米や小麦、開封したお菓子、管理が悪いペットフードなどの食品類に発生するメイガ、ウールなどの動物性繊維を使用した衣類に発生するイガ（衣蛾）のことを指します。夜行性であり、屋内で見かけることはあまりないため、見かけるようになった場合は余程の生息数があると考えられます。この2つの害虫が大量発生しないように、日頃から家の中を掃除して、清潔に保ちます。クローゼット、衣類の収納場所には防虫剤を必ず使用し、衣替え時は、水通しをするとよいです。米びつには虫よけ剤を使用する、また使いかけの小麦粉（パンケーキ粉・お好み焼き粉などを含む）は密閉容器に入れ、冷蔵保存をする必要があります。

## 室内対策のポイント

**・ダニ対策：寝室を徹底的に**

1日の約4分の1を過ごす寝室の掃除を最優先にします。特に布団はダニが好む場所なので、水洗いをしてダニを流し、乾燥機でダニを死滅させ、掃除機でダニの死骸を吸い取ります。週に1回行うことが理想です。

**・カビ対策：風通しと清掃**

カビの予防には、換気が重要です。風呂、台所、トイレはこまめに窓を開けて空気を入れ替えます。畳や押し入れの布団も定期的な管理が必要です。シーズン前にはエアコンのフィルター清掃を忘れずにします。

**・害虫対策：清潔な環境維持**

ゴキブリやガなどの害虫はぜんそくのアレルゲンとなります。家の中を常に清潔に保ち、害虫の発生を予防します。

## ペットが原因のことも実は多い？

イヌやネコなどのペットを家族の一員としてかわいがられている人は多くいます。しかし、そんなかわいいペットもアレルギーの元になります。それだけでなく、家の中にペットがいることで、ダニが繁殖しやすくもなります。ペットが原因でぜんそくを悪化させているケースは非常に多いので、家の中でペットを飼う場合はいま一度、ルールをしっかり決める必要があります。

いちばん大切なのは、ペットを寝室に入れないことです。私は患者に「寝室には絶対にペットを入れないでください」と伝えています。中にはイヌやネコと一緒に布団で寝ている人もいます。しかし、一緒に寝ていれば、ペットのフケが布団に落ちます。落ちたフケを餌にダニが繁殖していきます。一緒に寝ていなくても、ペットが布団の上を歩いたり、丸まったりしていても同じです。そのため、寝室には動物を絶対に入れないでほしいのです。

さらに、「あなたがお風呂に入って清潔なパジャマに着替えたあとは、ペットを抱っこしたり、なでたりしないでください」とも伝えています。ペットを寝室に入れなくても、パジャマにペットの毛やフケが付いたまま寝てしまったら、結局は同じことになってしまうからです。

ペットを室内で飼う場合は、ペットが入ってもいい部屋を決めます。そして、空気清浄機をペットがいる部屋に1台、寝室周りに1台、最低2台は設置して、空中に浮遊しているペットのアレルゲンをキャッチするようにします。イヌやネコのアレルゲンはとても粒子が細かく、いったん空中に浮遊すると数時間滞留します。その浮遊しているアレルゲンは、皆さんが家の中で移動するたびに空気の流れに乗って、違う部屋へとどんどん拡散されています。空気清浄機はさまざまな種類がありますが、一般的によく使われているＨＥＰＡフィルターが入っていれば、ペットの毛やアレルゲンなどの微細な粒子を捕集できます。

また、イヌやネコを室内で飼っていると、床にはたくさんの毛が落ちていますので、こまめに掃除機がけをして除去します。ペット自身をこまめに風呂に入れてあげたり、トリミングをしたりして清潔に保つことも必要です。

ペットは大切な家族の一員だからこそ、しっかりとこのようなルールを決めて守って飼うようにしてほしいと思います。かわいさが勝って、寝室に自由に出入りをさせて、布団で一緒に寝たりしていると、あとあと、ぜんそくが悪化してしまいます。最悪のケースとしてペットを飼い続けることが難しくなってしまうこともあります。ペットとどのように暮らしていくかは、家族を含めて、話し合いや相談をすることが必要です。

医師の立場からいうと、動物にアレルゲンがある人はペットを飼うことは控えることが第一選択肢になります。特に毛がたくさん抜けるイヌやネコ、ウサギ、モルモット、ハムスターなどは避けるべき動物です。中でもウサギは特に毛が抜ける量が多いので注意が必要です。どうしても動物を飼いたいという人は、毛が抜けにくく、フケも少ない種類を選ぶことが必要です。イヌならプードルがおすすめです。

現在イヌやネコなどの動物アレルギーがなくても、いつ発症するか分かりません。飼い始めたときには症状がなかった人が、数年後にアレルギーを発症することは十分あり得ます。ぜんそくの原因がそのペットとなってしまった場合、ペットと接触の機会を減らさなければならなくなります。ペットを手放すのは、簡単なことではありません。そのことを十分に考えてから、飼うかどうかを決めてほしいのです。

## ペットを飼う際の注意点

**・ペットの寝室への立ち入り禁止：**
ペットの毛やフケはアレルゲンであり、布団に付着するとダニの餌となります。寝室にペットを入れないことが最も重要です。また、風呂上がりから寝る前の時間はペットに触れないようにします。ペットの毛が付いたパジャマで寝ると、結果的にペットのアレルゲンを布団に持ち込むことになります。

**・空気清浄機の活用：**
ペットのいる部屋と寝室には空気清浄機を設置し、浮遊するアレルゲンを捕集します。ＨＥＰＡフィルター付きのものが効果的です。

**・ペットと住居の清潔管理：**
ペットを定期的に風呂に入れたり、トリミングしたりすることで清潔に保ちます。また、床に落ちたペットの毛はこまめに掃除機で除去し、室内環境を清潔に保つことが大切です。

**・ペットは飼わない：**
ペットを飼わないことを検討します。どうしても飼いたい場合はアレルギー性が低い種類を選びます。

## 花粉を寄せつけない・室内に持ち込まない

花粉アレルギーもぜんそくを悪化させる要因の一つです。花粉は広範囲にわたって空気中に飛散しているため、対策を取るのは難しいですが、いくつかの工夫をすることで、ぜんそくの症状を抑えることができます。

花粉の時期は、種類によって異なります。スギ花粉は2～4月、ヒノキは3～5月、イネ科やブタクサなどは初夏から秋がシーズンです。1年を通じてさまざまな花粉が飛散しています。テレビニュースやインターネットで花粉情報を詳しく確認することができますので、アレルゲンとなる花粉が多い日をチェックし、外出を避けるようにします。

外出するときは、マスクやメガネをかけて物理的に花粉が体内に入り込むのを防ぎます。顔とマスクの間に隙間ができないよう、顔のサイズに合ったマスクを選ぶと効果的です。また、コートは布製ではなく、花粉がつきにくいツルツルした生地を選びます。外から帰宅するときに玄関の外でコートを振って花粉を払い落としてから、家に入るようにします。このような小さなひと手間が、ぜんそく患者を守ることになります。

花粉アレルギーが強い人は、家に帰ったらすぐシャワーをし、体と髪をさっと流せば、付着していた花粉を洗い流すことができ、気分もすっきりします。重要なのは、花粉を室内に持ち込まないことです。花粉の主な侵入口は玄関となりますので、ＨＥＰＡフィルターを備えた空気清浄機を玄関付近に設置しておくと、花粉やほかのアレルゲンを捕集して室内への拡散を防いでくれます。

花粉の飛散時期は窓を開けず、洗濯物や布団を屋外に干さないことも必要です。どうしても屋外で干す必要がある場合は、取り込む前にしっかりとはたくようにして花粉を落とすとよいです。

## 花粉対策のポイント

**花粉症の情報と対応：**

・花粉の種類と飛散時期を把握し（スギ：2～4月、ヒノキ：3～5月、イネ科やブタクサなど：初夏から秋）、特にアレルゲンの多い日は外出を控えます。

**外での対策方法：**

・マスクやメガネを使用して花粉の体内への侵入を物理的に防ぎます。

・家に帰る際、玄関の外でコートを振って花粉を払い落とし、花粉がつきにくいツルツルした生地のコートを選びます。

室内での花粉対策：

・すぐシャワーを浴びて花粉を洗い流します。
・ＨＥＰＡフィルター付き空気清浄機を使用して花粉の室内への拡散を防ぎます。
・窓を閉めて花粉の侵入を防ぎ、洗濯物はなるべく屋外に干さないようにします。

## 大気汚染物質に注意

中国から風に乗って運ばれてくる黄砂やディーゼル車から排出されるガス（ＰＭ２・５）などによる大気汚染にも注意が必要です。大気汚染物質がアレルギー症状を悪化させることは、多くの研究で分かっています。

### ○黄砂

中国やモンゴル内部から砂漠の砂が、強風に巻き上げられて地上に降り注ぐのが黄砂です。日本では3月から5月にかけて偏西風の影響で、黄砂の量が多くなり、中国大陸に近い九州、西日本、北陸地方でよく観測されています。数千㎞離れた距離を飛んでくる過程で、黄砂には大気汚染物質や細菌・真菌などがたくさん付着します。しかも黄砂の直径は５㎛と非常に小さいのが特徴です。マイクロメートルとは１㎜の１０００分の１の大きさです。花粉の大きさは約３０〜４０㎛なので、花粉と比べてもかなり小さいのが分かります。黄砂を吸い込むと、気管支の奥にまで入り込んでしまい、ぜんそく症状を引き起こしやすいと考えられています。

また、黄砂が多くなる時期が花粉の時期とも重なるため、花粉症も悪化しやすく、ぜんそくの悪化の引き金になることもあります。

## ○ディーゼル車の排出ガス（ＰＭ２・５）

ＰＭ２・５とは、粒子の直径が２・５㎛以下の微小粒子のことです。ディーゼル車の排出ガスや工場からの煙・粉塵などに含まれています。

もくもくと黒い煙を立てるディーゼル車の排ガスは、大気汚染の重要な原因の一つです。かつては、バスやトラックだけではなく、多くの乗用車にもディーゼル・エンジンが搭載されていました。しかし、２０００年代初頭に、当時東京都知事だった石原慎太郎氏が、ディーゼル車の排出ガスに厳しい規制を導入しました。排出ガスの基準を満たしていないディーゼル車の東京都内での通行を禁止し、排出ガスを浄化するための装置を取り付けることなどが義務づけられたのです。この動きは、東京都だけでなく、首都圏にも広がり、ついには環境省もディーゼル排ガス規制強化に動きだすことになりました。このような施策により、ディーゼル車による大気汚染は現在、大きく改善され、ぜんそく患者の発作の頻度を減らし、重症化を防ぐことにつながっています。

しかし、それでもディーゼル車の排出ガスがなくなったわけではありません。今後もトラックといったディーゼル車による運搬は輸送の大きな要です。運搬車の交通量が減ることはそれほど期待できません。依然としてディーゼル車の排出ガスには注意が必要となります。

特に大型の運搬車が多く走る幹線道路沿いは大気汚染が懸念されます。

また、自動車の交通量が多い街や、工場が立ち並ぶ地域などで暮らしていると、多くの有害物質で汚染された大気に常にさらされていることになります。大気汚染が原因でぜんそくが悪化している人は、場合によっては自然が豊かな地域や田舎に引っ越しをすることも一つの選択肢となります。実際、空気がきれいな地域で暮らすことで症状がかなり改善したという人は多くいます。引っ越しができない場合は、室内にできるだけ大気汚染が入り込まないように、窓をなるべく閉め、空気清浄機を設置するなど、できる限り工夫をすることです。

黄砂も排出ガスに含まれる有害物質（ＰＭ２・５）も、花粉と同様に家の中に入れない、吸い込まない、体に付着させないことが重要です。ただし、黄砂もＰＭ２・５も花粉よりも粒子が小さいので、通常のマスクでは完全に防ぐことはできません。大気汚染物質の観測技術が進み、ＰＭ２・５や黄砂の拡散予想もインターネットで配信されています。濃度が高い日は外出を避けつつ、規則正しい生活をするなど、いつも以上にぜんそくの悪化を予防することが大切です。

## たばこはゼロにする

ぜんそくの人にとって、たばこを吸うことは症状を悪化させる大きな要因になります。百害あって一利なし、リスクしかありません。

たばこの煙には４０００種類以上の化学物質が含まれており、そのうち２００種類以上が有害物質、約60種類は発がん性物質です。喫煙するということは、ニコチン、タール、一酸化炭素といった有害物質を気道に直接注入しているのと同じです。ぜんそくの症状は間違いなく悪化します。いくら吸入ステロイド薬を継続して服用していても、ぜんそくコントロールは安定せず、最終的には非常に重篤な状態になります。

喫煙者にこのように伝えると、「私は1日に1本だけしか吸っていないので大丈夫です」「私は外食のときだけ吸います。１カ月に数回ですから問題ないでしょう」と言う人がいます。しかし、残念ながら間違いです。たばこはたとえ1本でも吸っていれば、ぜんそくを悪化させてしまうのです。

私のクリニックにもたばこを吸っている患者が来ます。その多くの人が、たばこをやめればぜんそくの症状が良くなると分かっていても、禁煙できずにいます。

禁煙できない理由は、ニコチン依存症だからです。禁煙できない人はよく、「たばこを吸うのが習慣化してしまっているから」「日常のストレスの解消になるから」などと言うのですが、たばこをやめられないのは、ニコチン依存が原因です。

たばこを吸うとニコチンの血中濃度が約10秒で一気に上がります。すると、急激にストレスがなくなる感覚になり「たばこを吸うと気持ちがいい」と感じるのです。しかし、たばこが一時的に吸えなくなると、イライラ、ソワソワし、集中力がなくなるような感覚に襲われます。これはニコチン血中濃度の低下に伴う現象です。そして、イライラを感じないように無意識のうちに次のたばこへ手が伸びてしまうのが、ニコチン依存です。禁煙したいのにできずに悩んでいる人は、「自分はニコチン依存だ」と認識することが禁煙への第一歩となります。

例えばこれはある30代の男性の一日です。

彼の一日は、朝起きるとすぐに1本のたばこを吸うことから始まります。朝食を終え身支度を整えるとまた、1本吸います。会社に着くと始業前までの時間は喫煙スペースで過ごすのが定番です。昼休みに一息つくと、午後の仕事に備えてまた1本吸います。3時の休憩時間は、喫煙スペースでたばこを吸いながら同僚との歓談を楽しみます。長い一日の仕事を終え、会社を出る前にまたもう1本。さらに帰宅後も夕食後や風呂上がりにテレビを観ながら、何本か吸います。「そろそろ眠たくなってきたな」という時間が来れば、最後に1本吸って就寝します。

彼の状況は、明らかにニコチン依存です。ニコチンの血中濃度が落ちるタイミングで、次のニコチンを無意識に欲してしまい、たばこに手が伸びてしまっているのです。おそらく寝起きの1本は彼にとっては毎朝の儀式のようなものです。仕事前に量が増えるのは、一日のストレスに備える準備ともいえます。仕事の途中もリラックスや解放感を求めてたばこに手が伸びています。ニコチンへの強い依存がうかがえます。仕事を終えたあともさらに解放感を求めて、たばこが手放せないのです。彼の一日はたばこを吸うことによって区切られ、生活の一部になってしまっているのです。

これほどたばこの量が多いと、ぜんそく症状を悪化させるだけでなく、将来的にはＣＯＰＤを合併する可能性も出てきます。ＣＯＰＤとは簡単にいえば喫煙によって肺の正常構造が壊れてしまい、元に戻らなくなってしまう病気です。喫煙によって肺の構造が壊れてしまうと再生することはありません。肺は肝臓のような再生臓器ではないのです。ぜんそくとＣＯＰＤを合併すると、どちらも悪化し、非常につらい症状を抱えることになります。そのような将来が、30年後にツケとして回ってくるのです。

では、たばこの本数を減らせばよいのかといえば、そうではありません。減らすだけではダメなのです。たばこは基本的に1本でも吸っていると身体に悪影響を与えます。大事なのは、ゼロであることです。

実際、たばこの量は減らしたという人の様子を見ていると、一時的に減らしたものの、やはりニコチンの離脱症状が出てイライラが募り、最終的にまた元の量に戻るケースが多く見られます。「電子たばこにしました」という人もいます。しかし、電子たばこも通常のたばこと比べて有害性は変わりません。むしろ、通常の紙巻きたばこより電子たばこのほうが一部の発がん性物質が多いこともデータでは明らかになっています。量を減らしたり、電子たばこに変えたりするのではなく、きっぱり禁煙することが何より大切です。

禁煙をするには、徐々に減らすのではなく、すっぱり断ち切るほうが成功する可能性が高くなります。禁断症状は強く出るので、一時的にはつらいですが、たばこをやめられる可能性は高まります。

すっぱり断ち切るためには、たばこを吸えない環境をつくることです。喫煙欲求は、たばこを吸いたいと思ってから10～15分がピークだといわれています。たばこを吸いたくなる状況を把握し、欲求が高まるこのピークの時間にたばこが吸えない環境に身をおくようにするのです。

例えば、朝起きてすぐ一服したくなる人は、たばこの代わりに歯ブラシを持って磨きます。

朝食後も吸いたくなれば、もう一度歯を磨くか、あるいはすぐに会社に向かいます。仕事の休憩時間に吸ってしまう人は、喫煙所には行かず、禁煙スペースのデスクに残るようにします。また、コーヒーを飲むとたばこを吸いたくなるという人はコーヒーではなく、水や炭酸水を飲むのもよいアイデアです。夕食後にたばこを吸いたくなったときは、風呂に入ってしまいます。このような形で喫煙欲求が出てからの10～15分にたばこを吸えない環境を無理やりつくるのです。この時間を乗り越えることができれば、それ以降は吸わない状態を比較的楽に感じられます。

## 禁煙の必要性と方法

・たばこは４０００種類以上の化学物質を含んでおり、気道に有害物質を直接注入しているのと同じことです。たとえ日々の喫煙量が少なくても、その１本がぜんそくの症状を劇的に悪化させる力をもっています。禁煙は、ぜんそくの症状を軽減させ、生活の質を高めるために不可欠な選択と理解します。

・禁煙するための第一歩は自身がニコチン依存症だということを認めることです。禁煙すると日々のストレスに耐えられないという認識が間違っていることを自覚します。たばこを吸うとニコチン血中濃度が急速に上昇するためストレスがスッとなくなった気がしたり、落ち着いた気分になったりします。しかし、数時間するとニコチン血中濃度が下がり始め、ソワソワしたり、集中力が切れた気がしたりするなどの離脱症状が現れます。そして、また喫煙すると気分が落ち着く気がしますが、このサイクルをしっかりと認識しそれを断ち切ることが大事です。

## 受動喫煙を避ける

たばこの煙には、喫煙者本人が吸い込む主流煙と、たばこの先から出る煙である副流煙があります。実は周りの人が吸ってしまう副流煙のほうが、より多くの有害物質を含んでいるといわれています。たばこを吸う人は、自分だけでなく周囲にも影響を与えていることを認識する必要があります。

そして、たばこを吸わない人は、自分が吸っていないから大丈夫なわけではなく、家族や職場などに吸っている人がいれば、影響を受けている可能性が高いです。できるだけ喫煙者がいないスペースで過ごすようにします。家族に喫煙者がいる場合は、話し合って禁煙してもらうことです。

実際、夫婦二人暮らしの家庭で、夫が喫煙者であるために、妻がぜんそくを発症し、悪化したというケースがよくあります。また、親が喫煙者の場合は子どもへの影響がもっと大きくなります。親が家の中でたばこを吸うということは、子どもに副流煙を強制的に吸わせていることと同じです。今はぜんそくの症状が出ていなくても、成長とともにぜんそくを発症するリスクが高まります。すでに子どもがぜんそくの場合は、重症化を招きます。

喫煙者に家族がぜんそくもちだからと禁煙を勧めると「家の中では吸っていない」「吸ったとしても、一人のときだけ」「吸うのはベランダや換気扇の下と決めている」と口をそろえていいます。しかし、これで大丈夫と思っていたら、それも大間違いです。たばこを吸った人の吐く息の中にはたばこの有害物質が多く含まれており、喫煙後1時間程度続くことが分かっています。また衣服には、煙から出た有害物質が沈着しています。換気扇の下で喫煙したあとすぐに子どものいるリビングに戻ってきたら、吐く息の中に有害物質が混ざっていて、子どもがそれを吸い込んでしまいます。これは子どもの前で吸っているのと同じです。ましてや子どもが乳幼児の場合は、抱っこをした際に大人の服に子どもが顔をこすりつけてくることもあり、大量の有害物を吸ってしまうことになります。

喫煙者が家族に一人いるだけで、子どもはたばこを約1本吸っているのと同じだとする報告もあります。大人の体格でも1本吸っただけで悪影響が出るのに、子どもの体格ではより重篤な影響が出るのはいうまでもありません。

禁煙ができないという人は、禁煙外来の利用や専門家の支援を受けることが有効です。

私のクリニックでも、禁煙外来を行っています。これまでの喫煙歴をお聞きして、治療が必要と判断したら、「ニコチンパッチ」などの禁煙補助薬を処方して経過観察するために通院してもらいます。生活指導を含めたアドバイスも適宜、行っていきます。

喫煙習慣というのは、これまでは本人の意思による嗜好品の摂取と思われてきました。しかし、今では深刻なリスクを伴う薬物依存だと考えられるようになっています。ニコチン成分による作用は、脳や体への快感による身体的依存と「ほっとする」「すっきりする」といった心理的依存の両方です。喫煙はただの嗜好的な習慣では済まされません。

特に、ぜんそくと診断された人にとって、禁煙は必須です。禁煙までの過程は困難かもしれません。私も多くの患者を診てきましたが、ニコチン依存を断ち切って、禁煙をするというのは決して簡単なことではないと実感しています。しかし、禁煙は健康への大きな一歩となります。10年後20年後の将来を棒に振ってまで、あなたは喫煙を続けるのですか？

### 受動喫煙を避けるポイント

- 副流煙には多くの有害物質が含まれています。本人が喫煙していなくても悪影響を受けるので、喫煙スペースに近づかないようにします。
- 家族に喫煙者がいる場合は、話し合って禁煙してもらいます。家の中で吸っていなくても副流煙の有害物質が吐く息の中に大量に含まれていたり、衣服に沈着したりしており、おおいに影響を受けています。
- ぜんそくと診断された人や家族にぜんそく患者がいる人は禁煙が必須であり、禁煙外来や専門家の支援を利用することも検討します。

## アルコールも悪化要因に

アルコールの代謝産物もぜんそくに影響するといわれています。

お酒を飲むと、アルコールは腸から吸収されて肝臓で分解されます。その過程でアセトアルデヒドという有害物質がたくさん生成されます。このアセトアルデヒドが肥満細胞を刺激し、ヒスタミンというアレルギー物質を放出させます。ヒスタミンがたくさん放出されると、気道の粘膜がむくみ、気管支が狭くなって発作が起こりやすくなってしまうのです。これを「アルコール誘発性ぜんそく」といい、ぜんそく患者の中には飲酒によってぜんそく症状が悪化する人がいます。お酒が強い弱いにかかわらず、飲酒によってぜんそくが悪化するようであれば、アルコールを摂取することはやめる必要があります。

## アルコール誘発性ぜんそく

・アルコールの代謝産物であるアセトアルデヒドはぜんそくを悪化させる要因の一つです。アルコールが肝臓で分解される過程で生成されるアセトアルデヒドが肥満細胞を刺激し、ヒスタミンを放出させることで、気道の粘膜がむくみ、気管支が狭くなり、ぜんそく発作を誘発しています。
・お酒が強い弱いにかかわらず飲酒によってぜんそく症状が悪化する場合は、アルコール摂取を避けます。

# 感染症予防は鉄則

ぜんそくの発作を引き起こす大きな原因の一つにウイルス感染があります。ライノウイルスやＲＳウイルス、インフルエンザウイルス、コロナウイルスなどに感染すると気道過敏性が亢進することが分かっており、わずかな刺激に対して発作が起きやすくなってしまうのです。大発作につながる可能性もあるため、発熱・咽頭痛・鼻炎・咳などのウイルス感染が疑われる症状があるときは、ぜんそく症状悪化の兆候に注意しながら無理をせずに安静にしてしっかり休むことが大切です。ぜんそく発作の悪化しやすい夜間から明け方の時間帯に、咳で眠れない、横になると咳が強くなる、喘鳴（ゼーゼー、ヒューヒュー）を感じるなどの症状がみられた場合、すみやかにかかりつけ医療機関への受診が必要です。深夜になるほど呼吸が強く苦しくなってしまった場合は我慢せず救急要請を行うか、夜間救急などを受診するようにしてください。また、発熱・咽頭痛・鼻炎などの諸症状が改善したにもかかわらず、咳だけ長引く場合も同様にかかりつけ医療機関への受診が必要になります。

感染によって発作を引き起こさないためにも基本的な感染予防をすることは非常に重要となります。例えば感染流行期の人混みを避ける、人混みに行く際はマスクなどの標準予防策を講じるなどです。また、インフルエンザはもちろん、新型コロナウイルスや60歳以上の人はRSウイルスの予防接種を行うことが重要です。またウイルスではありませんが、肺炎球菌のワクチン接種も忘れてはいけません。

## 感染予防のポイント

・人混みに行く際は手洗いやマスクの着用などを心掛けます。
・室内では適切な換気を行います。
・流行期前にインフルエンザなどの予防接種を受けます。
・発熱や鼻汁などの感染兆候がある人とはできるだけ接触しないようにします。
・日頃から無理や不摂生をし過ぎず、体力を低下させないように気をつけます。
・症状が悪化するときに備えてアクションプランを作成します。

## 肥満対策も大事

驚く人もいますが、肥満もぜんそくを引き起こす一つの要因として考えられています。肥満の人は体内に炎症を引き起こす物質が多く存在し、これが気道の炎症や狭窄を招きます。

私のクリニックでは、ぜんそくの患者で肥満体質の人に対しては、体重の10～15％の減量を目指すよう指導しています。

血液検査や呼吸器機能検査などでそれほど悪い数値結果が出ていないのに、ぜんそくコントロールがうまくいかない場合や、増量した薬の効果が期待どおりでない場合、肥満が影響している可能性が高いためです。ぜんそくの薬を増やすだけでなく、体重もコントロールすることでぜんそくの悪化を防いでいきます。

肥満がぜんそくを引き起こすメカニズムについては、脂肪細胞が分泌する「レプチン」という物質に関連しています。レプチンが増加すると、好酸球の活動が活発化し、その結果、気道の炎症が促進され、気道が狭くなるのです。さらに、肥満によるお腹のふくらみは横隔膜を押し上げ、物理的に呼吸機能を低下させる原因にもなります。肥満が原因でぜんそくが引き起こされている場合は、適切な減量をすることで気道の炎症は治まり、ぜんそく症状も改善されることが期待できます。

肥満はぜんそくに影響を与えるだけではなく、脂質異常や糖尿病の発症を高めるなど健康上のリスクを多数抱えています。健康を守るためにも、適切な食事制限や体重コントロール、適切な運動を日常生活に取り入れることが重要です。肥満を解消することはぜんそくの症状を改善するだけでなく、より健康で快適な生活を実現する第一歩となります。

### 肥満対策のポイント

・肥満はぜんそくを引き起こす要因の一つです。肥満の人の体内には炎症を引き起こす「レプチン」という物質が多いため、体重の10～15％の減量を目指します。
・適切な体重コントロールによりぜんそく症状が改善されることが期待できます。適切な食事、体重管理、運動を心掛けます。

## 気圧・天候の変化に気をつける

気圧・天候の変化が気道に刺激を与えることも分かっています。

梅雨や台風、また、ゲリラ豪雨のときなどに気圧が低下することでぜんそくが悪化しやすくなります。また、飛行機に乗っていて、上空で気圧の変動を受けると気管支平滑筋が刺激を受け、発作を誘発されてしまいます。

天候の変化などはどうしようもありませんし、旅行など飛行機を利用しなければ移動できないこともあります。だからこそ、普段からぜんそくコントロールを心掛けて、服用を継続することが大切になります。

日頃のぜんそくコントロールができていれば、梅雨や台風などの気圧の変化に過剰に反応しない気道を維持することができます。あるいは多少影響を受けたとしても、軽度の発作で済むことが可能になります。

気温の変化や気圧の変化が起きると、発作が起きやすくなりますので、天気予報はこまめにチェックすることです。台風が近づいている日や、一日の寒暖差が大きい日は、無理をしないようにできるだけスケジュールを調整します。

## 気圧・天候の変化に注意

・気圧の変動、特に梅雨や台風、ゲリラ豪雨などのときにぜんそくが悪化しやすくなります。飛行機での気圧変動も同様にぜんそくを誘発する可能性があります。
・ぜんそくを悪化させないためには、日頃からぜんそくコントロールを徹底し、服薬を継続することが重要です。
・天気予報をチェックして、台風接近日や寒暖差が大きい日などは無理をせず、可能であればスケジュール調整をします。

## 「運動誘発ぜんそく」とは

ランニングなどの運動によってぜんそくが誘発されることもあります。

例えばマラソンをしていて「ゴホゴホ」と咳き込んでしまうなど、運動時の咳き込みを繰り返す場合は、「運動誘発ぜんそく」の可能性を考えなくてはなりません。少しでも当てはまる点があれば、主治医と相談することが大切です。

また、一度、運動誘発ぜんそくを起こしてしまうと、発作を恐れて運動を控えがちになってしまいます。しかし、適度な運動は健康のためにも必要ですし、ストレス解消にもなります。運動をするときの注意点を守りながら、できるだけ運動を取り入れることはぜんそく治療にとっても有効となります。

まず、運動中に万が一にも発作が出たときは、すぐに運動を中止してください。発作止めの薬（短時間作用型β２刺激薬）を持っていれば吸入します。それでも改善しない場合は、すみやかに医療機関を受診します。

発作はマラソンやランニングなどで起きることが多く、激しい運動や長時間の運動は注意が必要です。特に空気が冷たく乾燥していると、その空気が寒冷刺激となってぜんそく症状が誘発されやすくなります。そのために気温が極端に低いところでいきなり激しいトレーニングをするといったことは避けなければなりません。運動前にウォーミングアップをしっかりして、気道や肺を少しずつ刺激に慣れさせます。

また運動によって発作が起きやすくなるのは、普段の治療が不十分である可能性があります。毎日吸入ステロイド薬を使ってしっかり治療をし、ぜんそくコントロールをしておくことが運動誘発ぜんそくの予防につながります。適度な運動は肥満予防や筋肉量の増加になり、体力もつきます。長期的に見れば発作が起きにくい体づくりにつながるため、体力や体調に合わせて無理なく運動を続けられるようにします。

私たちのクリニックでは、自転車競技やバスケットボールなどのトップアスリートのぜんそくも管理しています。その際にはドーピングにならないように薬を考えて処方を行います。当てはまる方は積極的に主治医に相談してください。

## 運動誘発ぜんそくの特徴と対処法

・運動誘発ぜんそくはランニングなどの運動が原因でぜんそく発作が起こります。発作時は運動を中止し、必要に応じて発作止めの薬を吸入し、改善しない場合は医師の診察を受ける必要があります。

・強い運動の前には適度なウォーミングアップを行い、軽めの有酸素運動から開始するように心掛けます。普段のぜんそくコントロールが重要で、吸入ステロイド薬の適切な使用が予防につながります。

・適度な運動はぜんそく患者にも推奨され、肥満予防や筋肉量の増加に寄与し、体力向上を通じて発作を起こりにくくします。運動誘発ぜんそくだからといって一切の運動を中止する必要はありません。運動は体力や体調に合わせて無理なく行うことが大切です。

## 「職業性ぜんそく」の場合は働き方を考える

職場にいるときだけぜんそくの症状が出る、もしくは特定の作業をしているときだけ咳き込んでしまう。このように特定の労働環境下で、特定の職業性物質にさらされることにより発症するぜんそくを「職業性ぜんそく」といいます。職業性ぜんそくの場合は、一般的なぜんそく治療に加えて、職場の原因物質を取り除いたり、その環境から離れたりすることが不可欠になってきます。

次に挙げるのが、職業性ぜんそくを起こしやすい職種や原因物質です。

## 職業性ぜんそくを起こしやすい職種とその原因物質

・看護師、医師、介護士：ラテックス
・パン屋、ラーメン屋、うどん屋、そば屋、各種製麺業者：小麦粉、そば粉
・美容師、理容師、毛皮染色業者：過硫酸塩、パラフェニレンジアミン
・ビニールハウス内作業者、生花業者：キノコ胞子、花粉
・獣医、トリマー：動物の毛、フケなど
・染料関係業者：ローダミン、シカゴ酸
・大工、建設業：木材・石材などの粉塵
・金属メッキ、セメント製造業者：クロム、ニッケル、プラチナ
・塗装業者、ポリウレタン製造業者：イソシアネート（ＴＤＩ、ＭＤＩ、ＨＤＩ）

動物病院やトリミングサロンで働いていると、動物アレルギーになりやすく、ぜんそくの症状が出る場合があります。ネイルサロンや美容院で働いている人も、爪に塗る薬剤や毛染めの薬剤が刺激になり、咳が出ることがあります。また、パン職人やパン工場で働いているスタッ

フも小麦粉にさらされ続けていると、ぜんそく症状を発症することがあります。このように、一日のうち長時間にわたってアレルゲンが多い環境で過ごしていると、ぜんそく症状が現れることがあります。次第に職場だけでなく、職場以外の場所でも症状が出るようになります。原因となっているアレルゲンが職場だと分かれば、そのアレルゲンを排除するか、遠ざける方法を考えなければなりません。具体的には、配置転換や異動などといった職場環境を変える希望を職場に伝える必要があります。主治医に書いてもらった診断書があれば話し合いがスムーズにいきます。しかし、配置転換や異動が会社の都合で難しい場合や、本人の希望でどうしてもその仕事を続けたいというケースもあります。そのようなときは、職場でマスクやフェイスシールドをするなどしっかり対策をして、薬の治療を続けていくことになるかもしれません。

ただ、仕事も確かに大切ですが、健康な体があってこその仕事です。体は一つしかありません。ぜんそくによる気道のリモデリングが起こると元には戻りません。これから先の人生のほうが長いのですから、まずは自分自身の体をいたわってあげることが大切だと私は思います。そのため、心を鬼にして「職業を変えることも視野に入れてみませんか」と提案させてもらうこともあります。

私のクリニックの患者でもともと小児ぜんそくと診断されたことがあった女性は、成人してネイリストの仕事をするようになってから、ぜんそくが発症してしまいました。眠れないほどの苦しい咳で悩む夜もあり、日中も咳があり仕事にも支障が出てきました。マスクをしていても、ネイルサロン独特のシンナーの臭いやダストで、「ゴホゴホ」と咳が止まらないのです。客から「大丈夫ですか」と心配されるほどでしたが、笑顔で「大丈夫です！」と返事をして必死に咳をこらえて対応していたといいます。彼女はネイルの仕事が好きだったので、仕事をやめたくはありませんでした。そんな彼女が出した結論は、ネイルサロンのスタッフではなく、サロンのオーナーになることでした。経営者になれば、現場に立つ機会を極力減らしながらも、好きなネイルの仕事に関わり続けられると思ったのです。経営の勉強を始め、今では敏腕オーナーとして、他店の経営コンサルタントもしているほど活躍されています。もちろん、現場にいたときよりぜんそくの要因だったシンナーの臭いやダストが多い環境から離れることができ、ぜんそくのコントロール状況は良好となっています。

ほかにも喫煙者が多い事務所をやめて、フリーランスになった男性患者もいます。自宅で仕事ができるようになり、ぜんそく症状はみるみる改善していきました。これまで勤務時間の都合で家族と顔を合わせる時間がまったくなかったそうですが、今は一緒に過ごせる時間も増えたとうれしそうに語っています。

### 職業性ぜんそくの対策とポイント

・特定の職業性物質にさらされることで発症する「職業性ぜんそく」に対しては、原因物質を取り除くこと、またはその環境から離れることが必要です。
・職場での配置転換、異動などを相談することで、症状の悪化を防ぐことが可能です。無理な場合は、職業を変えることも視野に入れる必要があります。健康を優先する視点が大切です。

## ストレスもぜんそくの原因に

心的ストレスが原因でぜんそく発作に至ってしまうこともしばしばあります。原因ははっきりとは分かっていませんが、ストレスを感じることで、体内のマスト細胞などから炎症物質が出され、ぜんそくが悪化すると考えられています。

急に仕事が忙しくなったり、対人関係やプライベートでトラブルを抱えることになったりすると、それまで落ち着いていたぜんそく症状が現れたり、悪化したりする恐れがあります。また、ぜんそくの症状自体や長期間服薬を続けなければならないことにストレスを感じたり、いつぜんそくの発作が起きるか分からないことに不安を感じてストレスになっていたりする場合もあります。

ストレスがかかる仕事やイベントなどがあることが分かっている場合は、主治医に相談して、そのときだけ薬を増やしたり、種類を変更したりすることで症状の悪化や発作を予防することができます。また、生活環境や仕事環境を見直して、極力ストレスを減らすことができないか考えます。日常のストレスを完全になくすことは難しいですが、できるだけ負荷をかけないよう、趣味やスポーツ、ショッピングなど自分に合ったストレス発散方法を取り入れ、ストレスを軽減します。ストレスのサインに早く気づいて、ぜんそくに悪影響が出る前に心身を休めることが重要です。

### ストレス対策とポイント

・心的ストレスが原因で、体内の炎症物質が増え、ぜんそくを悪化させることがあります。
・ストレスが多い期間は医師と相談して薬の調整をすることで、ぜんそくの悪化や発作を予防します。生活環境や仕事環境を見直し、自分に合ったストレス発散方法を見つけ、ストレスと上手に付き合うことが必要です。

## ぜんそくと遺伝、生活習慣の見直しで健康を守る

「自分がぜんそくだと、自分の子どももぜんそくになってしまいますか?」という質問をしばしば受けます。それは半分正解で半分間違いです。なぜなら、ぜんそくそのものが必ず遺伝すると言い切れないのが現在の考え方だからです。しかし、ぜんそくになりやすいアレルギー体質は、ある程度遺伝することが分かっています。両親ともにぜんそくでなんらかのアレルギーを有していた場合、7〜8割程度の確率でアレルギー体質が遺伝すると考えられています。その子は、ぜんそくになりやすい因子(アレルギー体質)をもっているというだけなのです。ぜんそく発症は生後の環境要因に大きく影響されるからです。

だからこそ、自分たちがぜんそくだからといって嘆くのではなく、できることを諦めずに取り組むことが大切です。まずは、乳幼児のおむつかぶれや乾燥肌などはきっちりと管理し、保湿などのケアは欠かさないようにします。そして必要に応じてステロイド外用薬を使用したり、家の中の掃除を徹底し清潔に保ったりして、できるだけぜんそくを誘発する外的因子を遠ざけるようにしておくのが肝心です。いろいろ取り組んだとしてもぜんそくを発症してしまうことは少なからずありますが、何も対策をせずにぜんそくを発症した場合とそうでないのとでは、

ぜんそくの重症度がまったく異なるのです。親が「アレルギーマーチ」を十分理解し、生後すぐから取り組んでいくことが重要です。

# 第5章

受診の目安、発作治療薬の常備、救急病院の把握

# 事前の準備と<br>発作が起きた際の対処法

## 発作の程度と救急外来受診の目安

ぜんそくの発作の厄介な点は、いつ起こるか分からないということです。普段から吸入をしっかりと行っていても、子や孫から風邪をもらった、季節の変わり目で気温差が激しいなどの理由で予期せずして起こることがあります。

発作の程度は小さいときもあれば、非常に大きく苦しいときもあります。普段の吸入をサボり気味の場合は、命に関わるような大発作が起きてしまうこともあります。そのようなときは、自己判断で緊急薬を使ったり、救急外来を受診したり、救急車を呼んだりすることが求められます。的確に判断して対応できるよう、これらの基準や対処方法についてしっかり理解しておく必要があります。

ぜんそくの発作は呼吸困難の程度によって、小発作、中発作、大発作の3つに分類されます。

**・小発作：**

（呼吸困難度）咳は出ますが、横になれる程度です。軽い喘鳴はありますが、呼吸困難はなく、会話も普段どおりできている状態です。

（対応）まず気管支拡張薬（短時間作用型β2刺激薬）を吸入し、改善したら、しばらく様子を見ても問題ありません。気管支拡張薬（短時間作用型β2刺激薬）の使用が頻回であったり吸入しても改善しなかったりした場合は翌日かかりつけ医を受診するか、自覚症状の程度によっては救急外来を受診する必要があります。

**・中発作：**

（呼吸困難度）苦しくて横になれない状態です。明らかに喘鳴があり、呼吸困難も感じます。発作により会話や食事、睡眠などにも影響が出ている状態です。

（対応）気管支拡張薬（短時間作用型β2刺激薬）を吸入して、一旦症状を抑え、翌日にはかかりつけ医を受診する必要があります。気管支拡張薬（短時間作用型β2刺激薬）を吸入しても症状が改善されない場合は我慢せず救急外来を受診する必要があります。

**・大発作：**

（呼吸困難度）苦しくて動けない状態です。呼吸困難に陥り、会話ができません。意識がもうろうとし、チアノーゼによって皮膚が紫色になる場合もあります。

（対応）ただちに救急要請を行う必要があります。気管支拡張薬（短時間作用型β2刺激薬）を吸入しながら、周囲の助けを借りて救急車の到着を待ちます。

発作の分類についての目安は前ページのとおりですが、自分自身で小発作なのか、中発作なのか判断して救急外来受診のタイミングを決めるのは意外と難しいものです。「苦しくて横になれないけれど、しばらく様子を見ていたら治まるだろう」と考えたり、「これくらいの症状で吸入を増やしたくない」と我慢したりしてしまう人がよくいます。しかし、救急外来の受診のタイミングを逃してしまうと、治療が遅れ、もっと早く判断しておけばよかったと後悔することもあります。

そうならないために、私は患者に次のように伝えています。それは、「まずは横になれるかどうかで救急外来の受診をするかどうかを見極めてください」ということです。発作の強度が大きくなると、さまざまな要因で横になれなくなります。横になると咳が強くなったり、呼吸困難が悪化したりするのです。横になることができなくなれば、できるだけ早く救急外来を受診することを心掛けてください。そして、横になることができないだけでなく、苦しくて動けない、意識がもうろうとするなどのレベルであれば、至急、救急車を呼ばなくてはなりません。特に夜は早めに行動を起こすことが大切です。ぜんそくは夜間に症状が悪化する傾向があり、夜中から明け方にかけてどんどん悪化していくからです。夜中の時点で「横になれない」状態であれば、救急外来受診を検討し、もしも救急外来受診をせずに済んだ場合であっても、翌日は必ずかかりつけ医を受診してください。

## ○救急外来の受診・救急車要請の目安

咳は強いが横になれる（小発作）↓気管支拡張薬吸入
横になれない（中発作）↓救急外来を受診
息苦しくてまったく動けない（大発作）↓すぐに救急車を要請

また、救急外来に到着するまでの時間や救急車を待つ間に、緊急薬を必ず服用します。

ぜんそくが急に悪化したときや咳が止まらないときの対処法については、普段から主治医にしっかり確認しておく必要があります。事前に気管支拡張薬などの緊急薬の処方や、どんなときにどのように使うかなど指示を出してもらえます。咳が激しいと何回も使用したくなると思いますが、普段使っている薬によっては、使用回数に制限がある気管支拡張薬もあります。そのため、医師の指示どおりに服用することが必要になります。気管支拡張薬は何回まで吸入していいのか、また、それでも効かなかったときは、内服ステロイド薬も併用するのかどうかなどが確認ポイントになります。高齢者や子どもの場合、咳が激しくなるとスプレー式の薬ではうまく吸入できないこともあります。そのようなときはどうするのか、あらゆるケースを想定して細かく確認しておくとよいと思います。発作時の薬の使い方については、本人だけでなく、家族や身近な人と必ず共有することも大切です。苦しくなったときに動けなくても家族に助けてもらうことで適切な対処ができるからです。

次に紹介するのは、ある30代男性の症例です。

ある夜、彼は2階の自室でひどいぜんそくの発作に襲われ、息苦しさが増して横になっていられなくなりました。発作止めの薬があることを思い出したのですが、その薬はリビングのある1階に置いてあったのです。彼はすぐに階段を下りることができない状態でした。幸いにも、同居している両親が異変に気づき、すぐに彼のために薬を持ってきてくれ、難を逃れることができました。この一件から、彼は緊急時に備えて発作止めの薬を寝室にも置くようにし、家族にも薬の保管場所を必ず共有するようになったといいます。

せっかく薬を事前に処方してもらっていても、必要なときにすぐに取り出せなければ元も子もありません。しかし実際は、どこにしまったのか忘れていたり、置いていたはずのところになかったり、また、外出先で持ち合わせていなかったりという話をよく耳にします。後悔しないためにも、準備を怠らないようにしたいものです。

家族や職場の同僚に自分がぜんそくであることを伝えておくことは、準備の一環にあたります。万が一、急に咳がひどくなったり、息苦しくなったりしたときに、どのように対応してほしいかを共有しておくことで、周囲の理解と協力を得やすくなります。職場でぜんそくであることを周知していない人もいますが、仕事中に突然発作が起きる可能性もあります。何も聞かされていなければ、周りの人も驚いてどうしていいかパニックになります。発作止めをいつも携帯していること、咳が激しくなって横になれない状態になれば、救急外来を受診する必要があること、または場合によっては救急車を呼んでほしいことなどを事前に伝えておくだけで、周囲の人も落ち着いて行動ができます。

ぜんそくは一人で抱え込む病気ではありません。周りの人々と協力し合い、管理と予防に努めることで、日常生活の質を保ちながら、リスクを最小限に抑えることが可能です。助けを求めることは何も恥ずかしいことではなく、ぜんそく患者としての自己管理の一部ととらえてほしいと思います。

## 夜間に救急対応できる医療機関は意外と少ない

ぜんそくが重症化するのは夜間や明け方が多く、どうしても救急外来を受診することが出てくると思います。しかし、救急外来や救急車で搬送された先に呼吸器専門医がいればよいのですが、現実には、専門外の医師しかいないことがほとんどです。

残念ながら呼吸器専門医は全国に５０００～６０００人程度です。医師不足で問題になっている産婦人科医のさらに半数ほどの人数になります。必要なときに専門医に診てもらえる可能性は、非常に低いと思っていたほうがいいでしょう。都市部ならまだしも、地方では医療機関自体が多くありません。総合病院でも呼吸器内科の専門医が24時間常駐していることはまずありません。専門医が不在の場合、状況によっては、適切な治療がされるまでに時間がかかってしまうことがあります。大発作は、２～３時間で呼吸停止になることもありますから、すぐに対処してもらえないことで失う命も出てきます。

このような医師の不足や専門性の偏在は、日本の医療体制の課題でもあります。患者にしてみたら、「日本ならどこでも誰でも同じような医療が受けられるはずだ」と納得がいかないこともあるでしょう。

国も医療関係者もさまざまな取り組みを行っていますが、状況が改善されるにはまだ時間がかかります。このような現実を踏まえても、患者は日々の薬の使用を守って、自己管理をすることが求められるのです。

私は、日本医療のこのような課題や地域事情などを鑑みて、リスクが高いケースは内服ステロイド薬を事前に処方しています。内服ステロイド薬は副作用についての懸念はありますが、正しい使い方で必要量を守っていれば、重症化した際に非常に役立つ薬です。大きな発作を薬で抑えながら、救急車や処置を待つことができます。

もちろん、内服ステロイド薬は使わないで済むのがいちばんです。といってまったく使わないと拒否するのではなく、いざというときに有効に使えるようにしておくことは必要だと考えています。

## 特に気をつけたい出張先・旅先

注意したいのは、旅行先や出張先などや初めての場所や慣れない土地で発作が起きたときの対処方法です。

症状が安定していても、必ず薬を日数分持参し、すぐ取り出せるように携帯しておく必要があります。特に飛行機に乗るときは要注意となります。機内は乾燥していて、気圧の変動があり、いつも以上にぜんそくが誘発されやすい環境です。気管支拡張薬をすぐ取り出せるようにしておくことが大切です。また、ロストバゲージでスーツケースが出てこないという事態も考えられるため、手持ちのカバンに薬を入れておくのは必須です。

ホテルなど宿泊施設予約の際には、ぜんそくであることを伝え、禁煙室を予約します。ほかにも日当たりのよい部屋、寝具をアレルギー対応のものにしてもらえないか相談してみることもできます。加湿器や空気清浄機を貸し出してくれる場合もあります。

また、旅行先や出張先では、救急外来の連絡先や場所をあらかじめ調べておくことです。いつもの薬の内容だけでなく、日々の検査結果もまとめておくようにします。

何より、旅行や出張の前はできるだけ体調を整えておくことです。疲労がたまった状態で、数日間にわたって慣れない場所で活動すると、気づかないうちにストレスになっていたり、風邪のウイルスにも感染しやすくなっていたりします。「せっかくの旅行だから」と、予定を詰め込まないようにして適度に休憩を取れるようにします。また、体調不良のときや、ぜんそくコントロールがうまくいっていないときは、旅行や出張を延期することを勧めています。

なお、海外に行く場合は、時差や気候の違いが疲労につながります。国内よりも余裕のあるスケジュールを組むことが必要です。海外でぜんそく症状が悪化して、病院を受診するとなると、高額な医療費が発生します。また、言葉の問題もあり、コミュニケーションがうまく取れないケースも考えられます。そのような事態にならないためにも、事前に主治医と相談をして持参していく薬や使い方などを確かめます。私のクリニックではオンライン診療もしているのですが、出張先の海外からオンラインで相談してくる人もいます。そのような仕組みがあれば積極的に利用してみるとよいでしょう。

## 医師と一緒に作る行動計画（アクションプラン）

**・アクションプラン**

アクションプランとは、ぜんそくの症状が悪化したときにどのような行動を取ればいいのかを事前に決めて書面化したものです。決まった形式はありませんが次ページの図のように、どのようなときにどんな行動をとればいいかが分かりやすくまとめられています。症状が悪化したときや緊急時に落ち着いて行動ができ、周囲に見せれば協力も得やすくなります。主治医にアクションプランを作りたいと相談して作成してもらいます。

**・ぜんそく日記とピークフローメーター**

日々の服薬や自己管理をしていくうえで、役に立つのが「ぜんそく日記」をつけることです。ぜんそく日記とは、ぜんそくの症状やピークフロー値、服用している薬、その日の天候などを毎日書き込むものです。病院で配布されたり、インターネットからダウンロードしたりすることができます。

ぜんそくは環境やさまざまな外的因子によって誘発されることが多いので、天候や生活面の

# アクションプラン

名前

## 連絡先リスト

| | 名前 | 電話番号 |
|---|---|---|
| コンタクトすべき人 | | |
| 家庭医（かかりつけ医） | | |
| 呼吸器科医師 | | |
| 薬剤師 | | |
| | | |

## 体調がいい

**いつもの症状**

- 息切れ（いつも息切れがする動作は？）：
- 毎日咳をすると痰が出る
- いつも咳が出る

**私のアクション**

**通常の治療**

| 薬品名 | 1日服用量 | 吸入／回、錠／回 | 頻度（回／日） |
|---|---|---|---|
| | | | |
| | | | |
| | | | |

## 体調が悪い

**症状**

- 痰の変化（色・量・粘りけ）
- いつもより息切れが強い
 このような変化は風邪やインフルエンザ、さらに / または咽頭炎の後に起こることに注意してください

→

**私のアクション**

**痰が変わった**

**いつもより息切れがする**

**私の追加の治療は**

↓

- 痰が＿＿＿＿＿＿＿＿＿＿＿＿のようになったら、抗生剤（抗菌薬）の服用を開始します
 痰の色、量、粘りけをチェックします（朝だけでなく）
 抗生剤を始めるまで 48 時間以上待ちません

| 抗生剤 | 服用量 | 錠／回 | 頻度（回／日） |
|---|---|---|---|
| | | | |
| | | | |

コメント：

- いつもより息切れが強くなったら、気管支拡張薬の量を増やします

| 気管支拡張薬 | 服用量 | 錠／回 | 頻度（回／日） |
|---|---|---|---|
| | | | |
| | | | |

コメント：

↓

- 気管支拡張薬を増やしても息切れがよくならず、息切れのためいつもの日常活動ができないとき、プレドニゾロンの内服を始めます
 プレドニゾロンを始めるまで 48 時間以上待ちません

| プレドニゾロン | 服用量 | 錠／回 | 頻度（回／日） |
|---|---|---|---|
| | | | |
| | | | |

コメント：

## 症状がさらに悪化した

| 症状 | 私のアクション |
|---|---|
| • 症状がさらに悪化した<br>• 48 時間治療しても症状がよくならない | |

## 危険を感じる

| 症状 | 私のアクション |
|---|---|
| 次のどれかの状況の場合：<br>• ひどい息切れがする<br>• 混乱し、（さらに / または）眠気がある<br>• 胸の痛みがある | |

## その他のアクションプラン

出典：照林社「呼吸リハビリテーションマニュアル：患者教育の考え方と実践」

変化、ストレス具合などを毎日記録することで、発症のパターンが把握しやすくなります。どんなときに発作が起きやすく、またコントロールがうまくいったり、うまくいかなくなったりするのか、というデータが蓄積され、自己管理がしやすくなります。

また、毎日記録をつけることで、服薬をうっかり忘れるといったことを防げます。記録によって服薬を続けていることや症状が改善されていることが視覚的にも確認できれば、治療のモチベーションを高めることにもつながると思います。

さらに、ぜんそく日記を主治医に見てもらうことで、薬の選択が適切だったのか、ぜんそくコントロールができているかなど、ぜんそく治療を進める貴重な判断材料にすることもできます。

## ピークフロー値で客観的に気道の状態を把握する

ぜんそく日記で特に重要な項目がピークフロー値です。

ピークフロー値とは、力いっぱい息を吐き出したときの息の速さの最大値のことです。息を吐く最大瞬間風速といえます。この値により、ぜんそくの状態が分かります。

ピークフロー値が低いほど、ぜんそくが悪化していると考えられます。

ピークフロー値は、クリニックから支給される「ピークフローメーター」という器具で、家庭でも簡単に計測できます。

ピークフロー値の測定を毎日継続することで、状態の変化が分かり、発作を予測しやすくなります。併せて記入している服用した薬の種類や量、天候、生活や仕事の状況なども照らし合わせると、どんなときにピークフロー値が高くなり低くなるのか、どの薬がどの程度効くのか、といったことがより明確になります。

ぜんそく日記を毎日記録することは、一見大変なように思うかもしれませんが、続けてみると有意義な自己管理ツールであることを実感できます。

## 「医療費」制度のサポート

厚生労働省の平成20年患者調査・国民医療費によると、ぜんそくの外来受診は1回あたり約8000円、救急外来だと約13万円の医療費がかかります。自己負担が3割の場合だと、それぞれ2400円、3万9000円です。また救急外来だとそれとは別に、8000円から1万円程度の時間外選定療養費が発生することもあります。予定外受診や救急外来受診が発生してしまうと、それだけ医療費がかさみます。また、受診の回数が増えるということは、仕事を休んだり、活動ができなくなったりするなどの影響もあり、収入の減少につながる恐れもあります。経済的な面においても、普段からぜんそくコントロールを十分に行っておくのがよいことが分かると思います。

さらに、ぜんそくが重症化してしまった人には生物学的製剤の治療が有効ですが、保険適用前で１本数万～30万円するものまであり、たいへん高額です。それを１カ月から２カ月ごとに投与していく必要があります。保険適用の治療ですが、３割負担でも継続していくとなると、治療に踏み出せない人もいます。そのような人にとって、医療負担を減らすことのできる制度は心強い味方になります。次のことは万が一のときに非常に有用な制度であり、知っておくとよいでしょう。

## ○高額療養費制度

１カ月に支払った医療費の窓口負担額が一定額を超えると、その超えた額については支払いが免除になる制度です。年齢や所得によって、最終的な自己負担額となる「負担の上限額」が異なります。

例えば69歳以下で年収が約３７０万円までの人の場合、自己負担額の上限額は１８５ページの表によると、５万７６００円となります。通常１００万円の医療費がかかれば３割負担となり、窓口で支払う額は30万円です。しかし、この人の自己負担額の上限は５万７６００円ですから、それを超えた24万２４００円（30万円－５万７６００円）は、高額療養費として払い戻されるのです。実際の自己負担額は５万７６００円だけで済むことになります。

自己負担上限額の詳細については、現在加入している健康保険組合、全国健康保険協会、共済組合、市区町村などに問い合わせると分かります。

なお、さらに負担を軽くする制度もあります。

多数回該当といって、継続して高額な医療を受ける必要のある人に対して、自己負担上限額がさらに引き下げられる制度です。直近12カ月以内に３回以上、高額療養費制度の適用を受けた場合が多数回該当となり、４回目以降の自己負担額が引き下げられます。生物学的製剤の治療は継続して受けることになるので、この多数回該当に当てはまり、さらに自己負担額を減らすことができます。また、70歳以上の場合、１つの医療機関での自己負担では上限額を超えなかったとしても、同じ月に別の医療機関にかかっていれば、その自己負担額を合算することができます。また、一人の窓口負担では上限額を超えない場合でも、同じ世帯にいるほかの人で同じ保険組合に加入していれば、その人の受診について窓口で支払った額についても合算可能です。これらの合算額が上限額を超えれば、高額療養費の支給対象となります。なお、70歳未満においては１医療機関あたり自己負担額が２万１０００円以上であることが合算の要件になります。

高額療養費制度をしっかりと利用することで、医療費負担を大幅に減らすことができます。70歳以上の人で複数の医療機関を受診しているような人はすでに高額療養費に近い金額を支払っている可能性もあります。そのような人は生物学的製剤の治療を始めても、新たに負担する額は少額もしくは生じないという可能性もあります。詳しくは自身が加入している保険組合に問い合わせてみてください。

ちなみに高額療養費制度を利用するには、事後申請または事前申請をする必要があります。加入している保険によって手続きの流れは違いますし、特に事後申請の場合は期限があり、診療を受けた翌月1日から2年を経過するまでに行わないと時効により申請ができなくなるので注意が必要です。また、事後申請では書類の確認などに時間を要し、払い戻しを受けるまでにおおむね3カ月程度の時間がかかります。その期間は自分で高額な費用を立て替えておかなければなりません。

その点、事前申請をしておくと、立て替えが不要になります。

事前申請をすると「限度額適用認定証」が交付されます。この証明書を病院で提示すると、窓口で支払う金額を自己負担額までにすることができるのです。

最近では、マイナンバーカードを健康保険証として利用すると、事前申請をしなくても、自動的に高額療養費制度が活用できるようになっています。従来の書面ベースでの申請が不要になり、立て替えの必要や更新の必要もありません。なお、マイナンバーカードを保険証として利用するためには「マイナポータル」のホームページから事前登録が必要です。

## ○付加給付制度

付加給付制度とは企業が福利厚生の一環として設けている独自の給付制度です。保険組合によっては、負担上限が3000円という好待遇のところもあります。

付加給付制度については、一般的にもあまり認知度が高くなく、私が説明して初めて知ったという患者も多くいます。すべての企業や保険組合で実施されているわけではありませんので、勤務先企業の人事課などに問い合わせる必要があります。申請が必要な企業もあれば、自動的に還付される企業もあるようです。

## ○医療費控除

生計を一つにする家族の医療費が1月から12月の1年間で10万円を超える場合、確定申告を行うと、所得税の控除が受けられます。10万円を超える金額が所得から差し引かれて、所得税が軽減されます。

## 高額療養費制度の負担上限額

### 69歳以下の方の上限額

| 所得区分 | ひと月の<br>自己負担上限額 | 多数回（4回以上*）<br>該当の場合 |
|---|---|---|
| 住民税非課税者 | 35,400円 | 24,600円 |
| 年収：～約370万円<br>健保：標準報酬月額26万円以下<br>国保：旧ただし書き所得210万円以下 | 57,600円 | 44,400円 |
| 年収：約370万円～約770万円<br>健保：標準報酬月額28万円～50万円<br>国保：旧ただし書き所得210万円～600万円 | 80,100円＋（医療費－267,000）×1% | 44,400円 |
| 年収：約770万円～約1,160万円<br>健保：標準報酬月額53万円～79万円<br>国保：旧ただし書き所得600万円～901万円 | 167,400円＋（医療費－558,000）×1% | 93,000円 |
| 年収：約1,160万円～<br>健保：標準報酬月額83万円以上<br>国保：旧ただし書き所得901万円超 | 252,600円＋（医療費－842,000）×1% | 140,100円 |

### 70歳以上の方の上限額（平成30年8月診療分から）

| | 所得区分 | ひと月の<br>自己負担上限額 | | 多数回（4回以上*）<br>該当の場合 |
|---|---|---|---|---|
| | | 外来（個人ごと） | 外来・入院（世帯ごと） | |
| 住民税非課税等 | II　住民税非課税世帯 | 8,000円 | 24,600円 | 「住民税非課税」の区分の方については多回数該当の適用はありません。 |
| | I　住民税非課税世帯（年金収入80万円以下など） | | 15,000円 | |
| 一般 | 年収：約156万円～約370万円<br>標準報酬月額26万円以下<br>課税所得145万円未満等 | 18,000円<br>（年間144,000円） | 57,600円 | 44,400円 |
| 現役並み | 年収：約370万円～約770万円<br>標準報酬月額28万円以上<br>課税所得145万円以上 | 80,100円＋（医療費－267,000）×1%※ | | 44,400円 |
| | 年収：約770万円～約1,160万円<br>標準報酬月額53万円以上<br>課税所得380万円以上 | 167,400円＋（医療費－558,000）×1%※ | | 93,000円 |
| | 年収：約1,160万円～<br>標準報酬月額83万円以上<br>課税所得690万円以上 | 252,600円＋（医療費－842,000）×1%※ | | 140,100円 |

※「現役並み」の区分の方については外来（個人ごと）の適用はありません

*過去12カ月以内

出典：独立行政法人環境再生保全機構　すこやかライフNo.54　医療最前線「期待の生物学的製剤　相次いで登場」

## ○自治体の補助

住んでいる地域の自治体によってはぜんそくの治療費を助成してくれる場合があります。特に子どもに対する助成制度は多く、ぜんそくに限ったことではありませんが、地域によっては18歳までの医療費が親の所得に関係なく無料の場合があります。

各助成内容や制度などは自治体によって異なります。詳しくは住んでいる自治体に確認してみてください。

生物学的製剤については、10代の患者でも治療の選択肢となります。しかし、10代から治療を始めると、これからの長い人生において医療費の負担が懸念されるため、できるだけ制度を活用して負担の軽減ができればよいと思います。

例えば将来就職する企業についても、いくつか選択肢があった場合は、付加給付制度の有無を調べて、制度がある会社を選ぶということも一つです。やりたい仕事に就くことがいちばんですが、2社以上から内定をもらい、どちらもやりたい仕事の場合、医療制度や福利厚生が充実している企業を選ぶのも手です。そういう視点を持つこともぜんそくの人にとっては大切なのです。

# 第6章

## ぜんそくと上手に付き合えば健康寿命は延伸する

人生100年時代を健康に過ごすために――

## 予防への意識を高く持つ

ぜんそくの治療の目的は2つあります。一つは、今ある症状をコントロールする短期的な目的、もう一つは、将来的に重症化することを予防する長期的な目的です。「今ある症状を改善できればいい」といった感覚でいると、将来、重症化してしまって健康寿命が極端に短くなってしまいます。天気が崩れるたびに救急外来を受診しなければならなくなったり、ぜんそくの発作が心配で遠出もできなくなったりします。

つまり「今が良ければいい」と考えることは、禁物です。通常、人は目の前のことばかりに目が向き、長期的な管理には目が向きにくい傾向があります。これは、「現在バイアス」と呼ばれる現象です。人は目先のことを過大評価してしまい、将来のこと（10年後、20年後、30年後など）を過小評価する傾向があるのです。そのため、問題解決を先送りにしてしまいやすくなります。

特に若年の患者は通院の手間や、受診にかかるコストの回避を優先しがちです。治療をおろそかにすることが将来の重症化につながること、重症化することでかかる受診の手間やコストが膨大になってしまうと分かっていてもです。ぜんそく治療において、目の前に向けている視点を、将来へずらさなければなりません。

視点が将来へ向いて、現在の行動を変容させている良い事例があります。それは、老後の資金問題です。

数年前に、夫婦二人の老後に必要な金額は２０００万円になる、といったニュースが取り上げられました。昨今の経済不況や社会保障制度への不安などもあって、若い人たちは老後の生活に危機感を覚えています。将来、安心して暮らせるように節約をしたり、節約をして余ったお金を投資に回したりと将来の資金づくりに向けて行動している人が多くいます。

この場合、視点の向いている場所は、老後という「将来」です。

ぜんそくも同じです。視点を今だけでなく、将来へずらしてほしいのです。60代、70代になったときにどうありたいのか、どんな人生を過ごしたいのかをぜひ、考えていただきたいと思います。今の生活状況、ぜんそくのコントロール状況が将来の自分の生活を左右することになります。ぜんそくだけの問題に限りませんが、目の前のことだけにとらわれていてはダメなのです。常にもっと広い視野で、あらゆる角度からの視点で将来を見越して今を生きることが大切です。

## 人生100年時代、QOLを向上させる

厚生労働省によると、日本人の平均寿命は男性が81歳、女性が87歳という結果が出ています。これは世界1位の長さです。

しかし、人生100年時代に突入した現代では、単なる寿命だけでなく、「健康寿命」を延ばすことが求められます。80歳になったとき、その先の10年をベッドの上で苦しみながら最期を迎えるのか。80歳になってもその先の10年を自分の足腰を使ってやりたいことをして、最期を迎えるのか。私は患者に「どちらがよいですか」と尋ねることがあるのですが、全員が後者と答えます。

「昨日」「今日」「明日」という日々の積み重ねが、20年後、30年後を決定します。ぜんそくと診断された人は、自分の迎えたい将来を生き抜くために、しっかりと薬を使い続けてぜんそくをコントロールしていくという理解と覚悟が必要です。

そのためにも私は患者にはあえて厳しいことも伝えます。例えばたばこをやめない人に対しては「あなたはニコチン依存症です。すぐにでも禁煙をしなければぜんそくはさらに重症化していきます」と事実を突きつけます。決して「たばこをやめるのは難しいですよね。吸ってし

まうのは仕方がないですね」などといった気休めの言葉をかけて、寄り添いはしません。はっきり伝えなければ、やめられるものもやめられなくなってしまうと思っているからです。

きちんと事実を伝えなければ、その人の人生は悪い方向に向かってしまいます。私は何万人ものぜんそく患者を診察してきた医師として、そのことを知っています。知っているのに、黙っていることはできません。たとえ患者から嫌われたとしても、ひょっとしたら、腹を立てられて別の病院に行かれてしまうかもしれなくても伝えます。

私は医師として患者の将来を絶対に守りたいのです。守る義務があると思っています。私の言葉は、今すぐには患者に届かないかもしれません。しかし、患者の心のどこかにひっかかってくれる可能性もあります。少しでも記憶に残れば、違う病院に通院したとしてもそこで治療を受けたときに、私の言葉がふっと頭の中によみがえって、「やっぱり禁煙をしよう」「20年後、30年後の将来を決めるのは今なんだ」と行動が変わるかもしれません。私が伝えた言葉がわずかでも心の中に残ってほしい。そう願いながら患者と向き合っています。

## ぜんそくを理由に人生を諦めない

「ぜんそくだから、○○できない」

患者からこのように言われることがたびたびありました。しかし、ぜんそくを理由に何かを諦めたり、人生を楽しめなくなったりすることは絶対してほしくありません。

ぜんそくの子どもを持つ親なら、子どもに対して同じように感じるはずです。ぜんそくを理由に子どもが学校の体育に参加できなかったり、友達と遊べなかったり、勉強できなかったりすることがないように、子どもの日々の治療を懸命にサポートしている親は多くいます。普通の子どもが普通にしている「当たり前」のことをさせてあげたい、人生を楽しむ機会を失ってほしくないという思いからです。

そして、それは子どもだけでなく、大人のぜんそく患者にとっても同じことです。大人になると自分自身のことを後回しにしてしまう人が増えていくように感じます。仕事でも責任のあるポジションに就くようになり、子育てや家事、親の介護などやらなければならないことが圧倒的に多くなっていきます。忙しい毎日のなか、自分がしたいことができなくなることが当たり前になってしまいます。まして、自分の体を休ませてあげたり、いたわってあげたりすることはほとんどなくなります。多少、咳が出てつらかったり、ぜんそくで趣味の運動や旅行ができなくなったりしても、「これぐらい仕方ない」「我慢しよう」と知らず知らずのうちにやりたいことを諦めている人が非常に多いのです。

しかし、ぜんそくが何かを諦める理由には絶対になってほしくありません。今は重症のぜんそくであってもクリニックでコントロール可能なレベルにできるまで医療水準は上がっています。症状に悩んでいる人は、病院をしっかり選んで受診することで、治療の選択肢が広がり、症状が改善する可能性があります。

先日、ある50代の女性が、30年間咳が止まらないと言って私のクリニックを受診しました。ずっと近隣の耳鼻咽喉科に通っていたそうですが、私のクリニックでぜんそくと診断がつき、ぜんそくの吸入薬を処方したところ、1週間もかからずに咳がぱったり止まりました。30年間、悩まされていた咳が止まったのです。「人生が変わりました」と飛び上がらんばかりに喜んでいました。彼女や耳鼻咽喉科の先生には、ぜんそくという認識がまったくなかったのです。後日、その人はお姉さんを連れてきました。お姉さんも同じ症状で30年近く悩まれてきたそうです。やはり、ぜんそくであることが分かり、吸入薬の処方で妹と同じように1週間で咳が止まりました。姉妹そろって、「これまでの人生なんだったんだろうね」と話していました。

また、あるアスリートの女性は、ほかの病院で治療しても症状が良くならないと、私のクリニックに来ました。とある競技のトップ選手でしたが、夜間の症状があり夜の眠りが浅く、疲れが取れなかったり、練習中に発作が起き、満足のいく練習ができなかったりして、成績を上げることができないと悩んでいました。風邪からぜんそく発作を起こし、大事な選考会に出場できないこともあったそうです。検査で呼吸機能も低下していることが分かり、厳しいトレーニングをすることも大変だったのではないかと思います。しかし、彼女の症状に合った薬を処方し、私の指示どおりに吸入薬を継続した結果、発作の回数は激減し、ぜんそくを上手にコントロールできるようになりました。風邪などで体調を崩さないように体調管理も万全にして、トレーニングに励んだところ、なんとその競技で日本一に輝いたのです。正しい吸入薬を正しく吸引すればこれほど効果が変わり、違う人生を手に入れることができるのです。

いずれの例も、ぜんそくの症状が出ていることを仕方ないと諦めずに、呼吸器内科専門のクリニックを探して、診察を受けて治療に取り組んだからこそ、得られた結果ともいえます。今の症状を「こういうものだ」と思ってしまっては、道は拓けません。私は以前、患者が症状について話してくれたときに思わず「それは大変だったでしょう」と言ったことがあります。すると驚いたことに、「いや、別に。もうこれが普通なので慣れています」という返事だったのです。その後、適切な吸入薬を処方すると、咳は止まり、コントロールができるようになりました。そしてこの患者は症状がなくなって初めて、自分がこれまでとてつもなくたいへんな状況下で日々を過ごしていたことに気づいたのです。実はこのように苦しい状況を長く続けることに慣れてしまい、症状があることが当たり前になっている患者は少なからずいます。

呼吸器の専門医がいる病院やクリニックが近隣にないケースも多いと思います。しかし、遠方であっても、一度受診してみるのも選択肢です。正しい診断をつけてもらい、適切な治療薬を選んでもらえれば、そのあとは近くの病院やクリニックでその薬を処方してもらうこともできます。私のクリニックは神奈川県三浦市にありますが、東京都、埼玉県、千葉県、群馬県などかなり遠くから電車や車、フェリーなどで2、3時間かけて来る人もいます。さすがに継続して通うのは困難ですので、その人の近隣の病院やクリニックに紹介状を書いています。その際には診断名と現在必要な治療薬だけでなく、悪化した場合の薬なども併せて伝えるようにしています。

ぜんそく症状がある状況を諦めて受け入れるのではなく、それを変えるために一歩踏み出す勇気を持ってほしいと思います。ぜんそくに関しては、その一歩が活路を大きく拓くことになります。ぜんそく治療の目的は、症状を出さないようにすることですが、それだけではありません。患者の生活の質を根本から変え、もっと充実した毎日を送れるようにするものです。ぜんそく治療に向き合うことは、自分の理想とする未来を手に入れるプロセスなのです。

# おわりに

これまで多くの人がぜんそくと診断され、さまざまな悩みや不安、戸惑いのなか、ぜんそく治療に取り組んできました。ぜんそくの正しい知識を得て、行動に移してきた人は、着実にぜんそくをコントロールするすべを身につけ、人生を好転させています。

私の患者の一人は、何年もの間、止まらない咳に悩まされ、いくつかの病院を受診するも、症状は改善せず、咳は仕方がないものだと諦めかけていました。しかし、ぜんそくと診断を受け、適切な治療を受けると、生活が一変したのです。前の生活に戻りたくないと思ったその人は、ぜんそくをコントロールする方法を学び、実践しています。日常は明るさを取り戻し、以前は考えられなかった海外旅行にも行けるようになりました。治療を継続してコントロールが良い状態になれば、今より動きやすい体になり、活動範囲も広がります。咳に悩まされることなく、毎日ぐっすり眠れるようになり、日中の体力や集中力も増してきます。この患者のように、正しい知識を得て適切な治療を継続した多くの人々が、ぜんそくという病気と付き合いながら、豊かな生活を取り戻しているのです。ぜんそく患者の毎日はもっと楽しく、もっと自由になれるのです。

ぜんそくと初めて診断されて、治らない、薬をずっと服用しなければならないと聞くと、最初は衝撃を受けるものです。もう普通には過ごせないのかもしれないと不安が押し寄せてきます。しかし、そんなことはありません。現代は医療の発展により、ぜんそく治療の選択肢は増えています。吸入ステロイド薬の種類は多様になり、吸入回数を抑えながら効果が高いものが開発されています。服用の手間も格段に少なく済むようになってきています。また、生物学的製剤の登場により、これまで吸入ステロイド薬で十分な効果が得られなかった人も劇的な効果が期待できるようになっています。軽症の人も重症の人も適切な薬でしっかり治療を継続すれば、健康な人となんら変わらない生活を送ることができるのです。むしろ、生活習慣や生活環境に気を配るようになったり、将来設計ができるようになったり、得られるものもたくさんあります。

咳が出ている人、その咳が風邪ではなくぜんそくの兆候かもしれないと不安になっている人、ぜんそくと診断を受けたものの正直よく分からなくて困っている人、長引く咳の原因がずっと分からずに長い間苦しんできた人……このような人は今、ぜんそく治療のスタート地点に立っているといえます。自分の望む生活を手に入れるというゴールに向かって、医師とともに前進していくことです。私はぜんそくの薬物治療は、外科手術と同じくらい劇的な変化をもたらす、それほど素晴らしいものだと思っています。しかし、その変化を実現させるためには、医師と患者の二人三脚の歩みが不可欠です。

ぜんそくの診断は落ち込むべきものではありません。新たな始まりです。より良い健康への一歩ととらえることができます。一緒に頑張りましょう。

**井上哲兵**（いのうえ てっぺい）

医療法人社団南州会理事長、三浦メディカルクリニック院長。1984 年に横須賀で生まれ、大学入学まで三浦半島で過ごす。2009 年に聖マリアンナ医科大学医学部を卒業。同大学病院研修医として勤務し、呼吸器内科診療の助手を経て、2018 年より国立病院機構静岡医療センター呼吸器内科医長を務める。2019 年 4 月に、医療法人社団南州会理事長に就任し、同法人 40 周年記念事業として、呼吸器疾患を中心としつつ一般総合内科も併せて診療する三浦メディカルクリニックを開院。2024 年 5 月に横浜駅直結の横浜フロントクリニックを開院。

本書についての
ご意見・ご感想はコチラ

# ぜんそくと診断されたら読む本


2024年6月20日　第1刷発行

著　者　井上哲兵
発行人　久保田貴幸

発行元　株式会社 幻冬舎メディアコンサルティング
〒151-0051　東京都渋谷区千駄ヶ谷4-9-7
電話　03-5411-6440（編集）

発売元　株式会社 幻冬舎
〒151-0051　東京都渋谷区千駄ヶ谷4-9-7
電話　03-5411-6222（営業）

印刷・製本　中央精版印刷株式会社
装　丁　弓田和則

検印廃止



Printed in Japan
ISBN 978-4-344-94800-6 C0047
幻冬舎メディアコンサルティングＨＰ
https://www.gentosha-mc.com/